健康ライブラリー　イラスト版

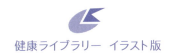

下肢静脈瘤

最新の日帰り治療できれいな足を取り戻す

お茶の水血管外科クリニック院長

広川雅之 監修

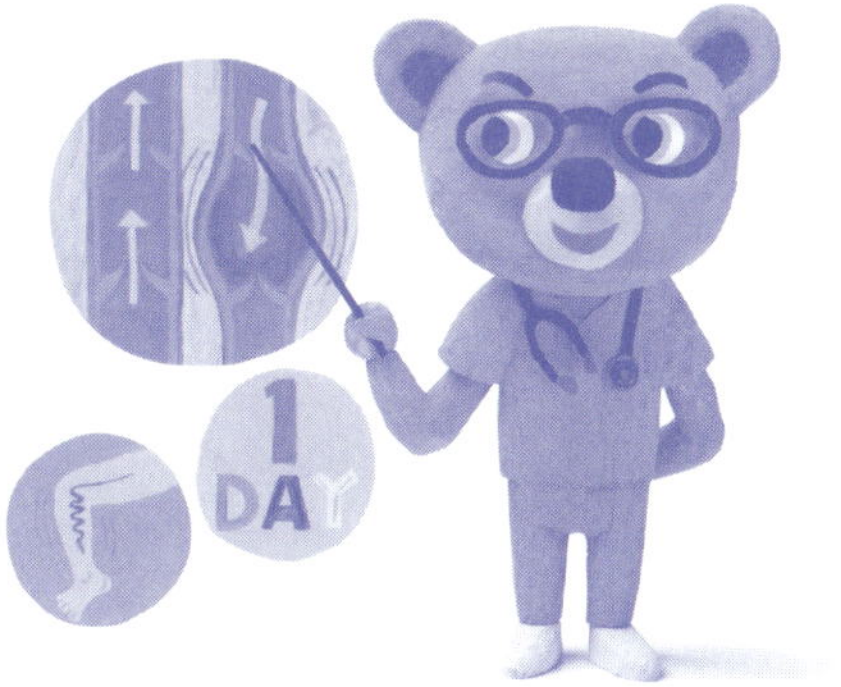

講談社

まえがき

「足の静脈が浮き出て、ボコボコと小さなコブのようになっている」「赤紫色の細い血管がクモの巣のように透けて見える」「夕方になると足がむくんでだるい」――これらは下肢《かし》静《じょう》脈瘤《みゃくりゅう》の典型的な症状です。

ひと昔前までは、見た目や症状に深く悩む患者さんに対して、医療側が十分に応えているとは言いがたい状況が続いていました。大きな悩みをかかえていても、「どこで診てもらえるかわからない」「手術は大変そう」と、治療をあきらめてしまう患者さんが多かったのです。

こうした状況は、ここ数年の間に大きく変わりました。病気の静脈を内側からレーザーや高周波で焼き固めてしまう血管内治療が急速に普及してきたことで、下肢静脈瘤は「日帰り治療で治せる病気」になってきたからです。

日本で初めての血管外科クリニックとして私が開業した「お茶の水血管外科クリニック」には、連日、下肢静脈瘤の患者さんが多数来院されます。「一刻も早く治したい」と、治療を強く希望して訪れる人もいれば、「とくに症状はないけれど、治療すべきでしょうか？」と、相談にこられる人もいます。手軽に治せるようになった一方で、「すぐに治さなければ大変なことになる」と、むやみに治療をすすめるような医療機関も増え、大きな不安をかかえている患者さんが少なくありません。

初めに申し上げておくと、下肢静脈瘤は「必ず治さなければならない病気」ではありません。治療するかしないか、いつ、どんな治療を受けるかは、基本的に患者さん自身が決めればよいことです。本書が、「自分にとってベストな対応はなにか」を考えるきっかけとなり、根本治療に進む勇気、あるいは治療はせず「下肢静脈瘤とつきあうコツ」を得るための一助となれば幸いです。

お茶の水血管外科クリニック院長
広川 雅之

下肢静脈瘤
最新の日帰り治療できれいな足を取り戻す

もくじ

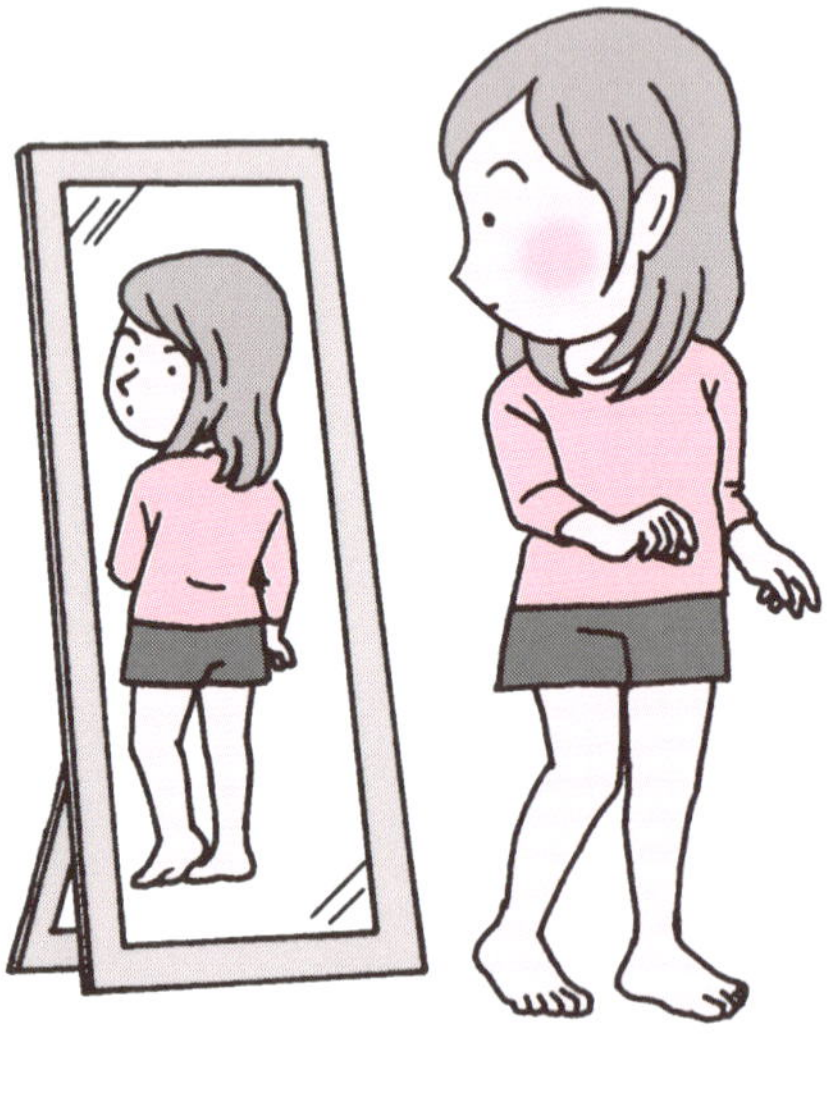

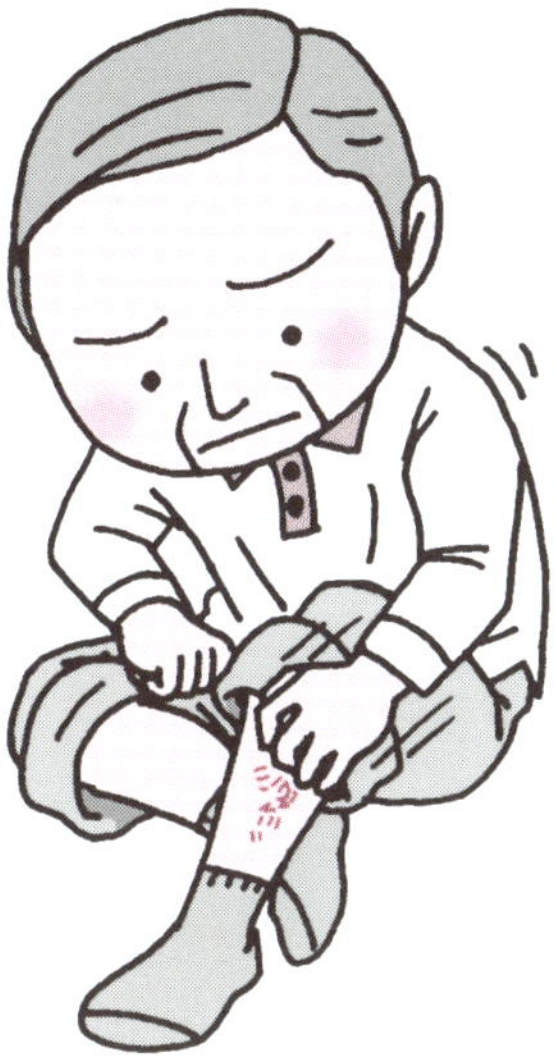

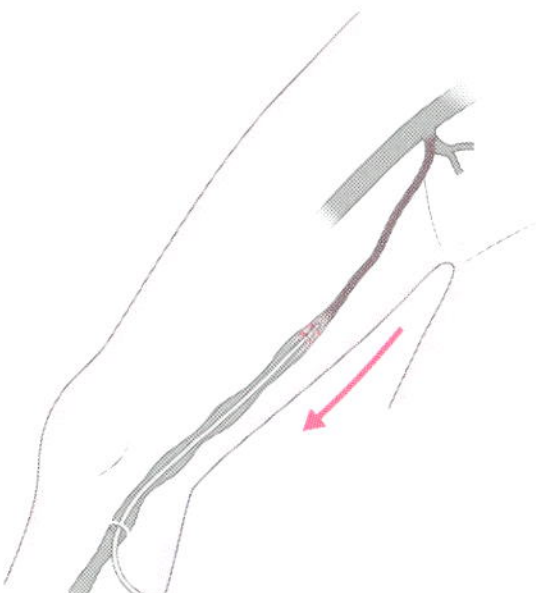

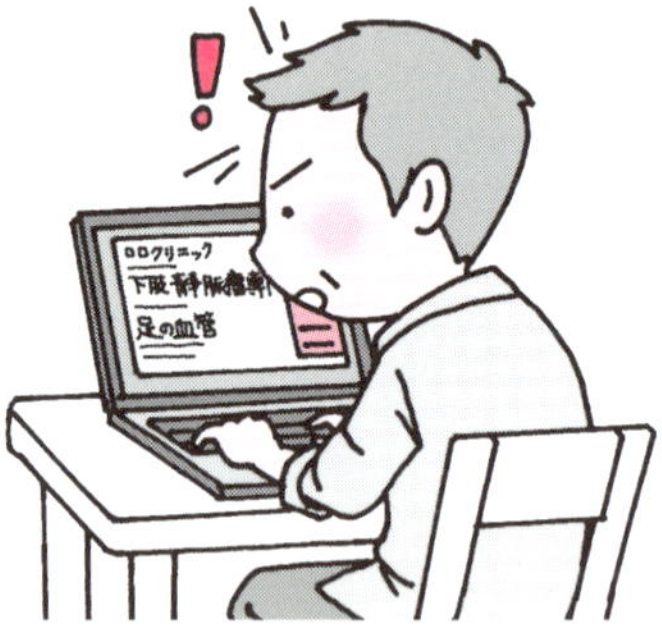
ロロクリニック
下肢静脈瘤
足の血管

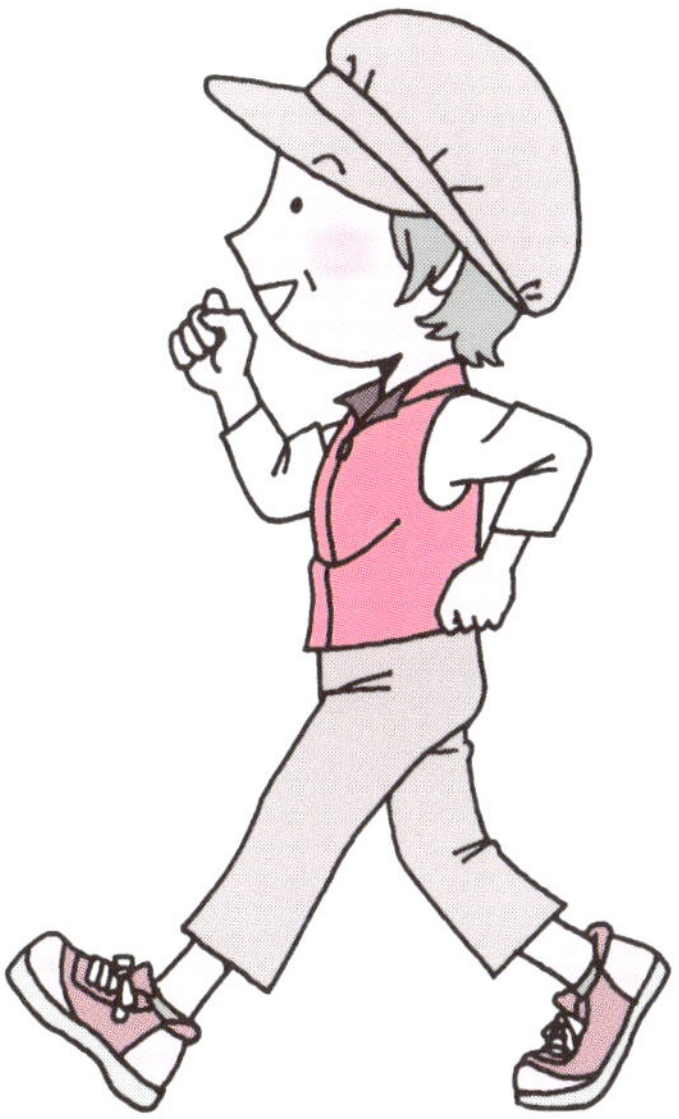

4　症状を楽にする暮らし方のポイント……79

マンガで学ぼう

受けてみました!
下肢静脈瘤の
最新日帰りレーザー治療

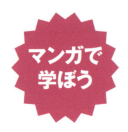

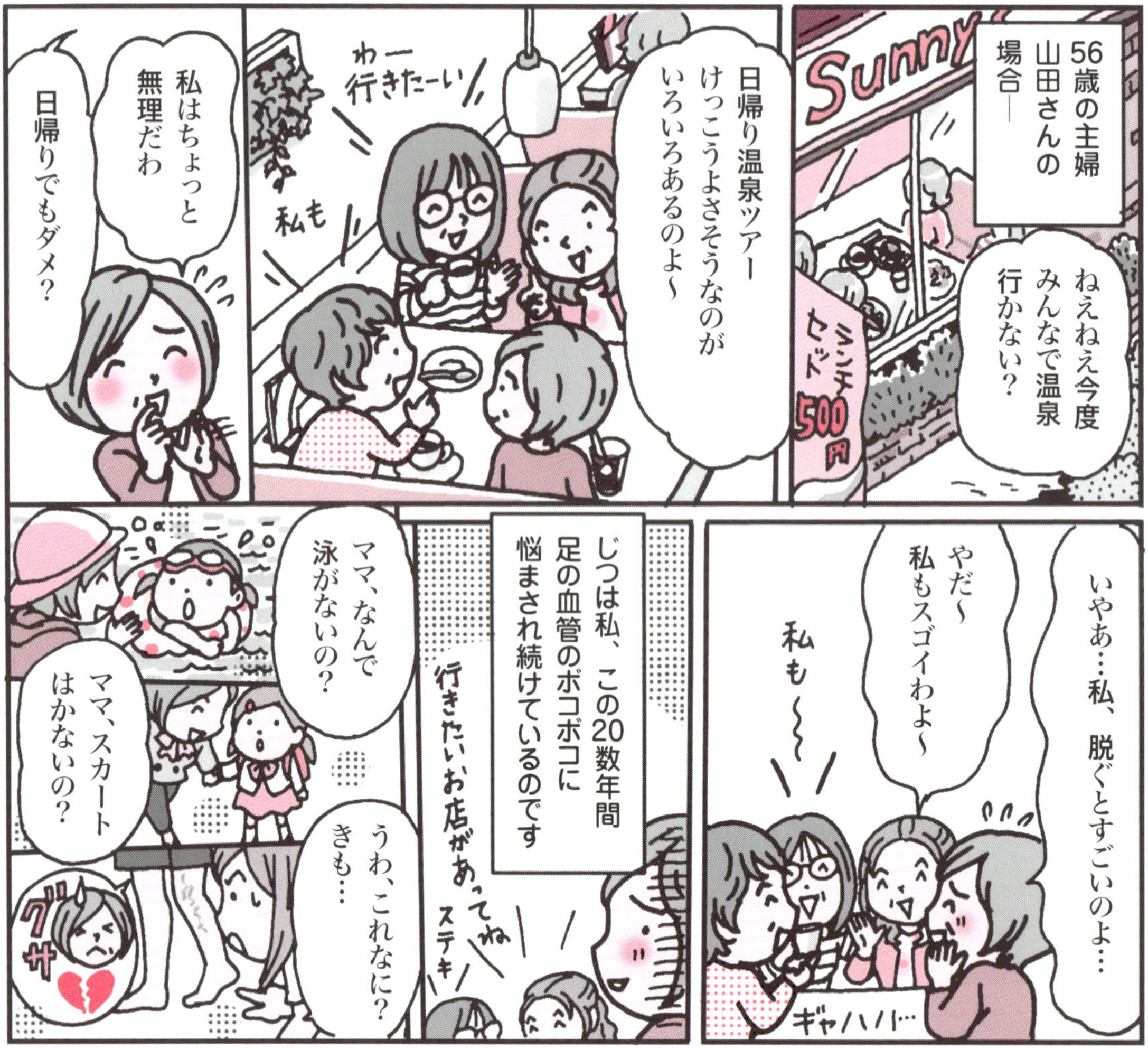

56歳の主婦
山田さんの
場合——
Sunny
ランチセット
500円
ねえねえ今度
みんなで温泉
行かない?
日帰り温泉ツアー
けっこうよさそうなのが
いろいろあるのよ〜
わー
行きたーい
私も
私はちょっと
無理だわ
日帰りでもダメ?
いやあ…私、脱ぐとすごいのよ…
やだ〜
私もスゴイわよ〜
私も〜〜
ギャハハ…
じつは私、この20数年間
足の血管のボコボコに
悩まされ続けているのです
行きたいお店があってね
ステキ
ママ、なんで
泳がないの?
ママ、スカート
はかないの?
うわ、これなに?
きも…
グサ

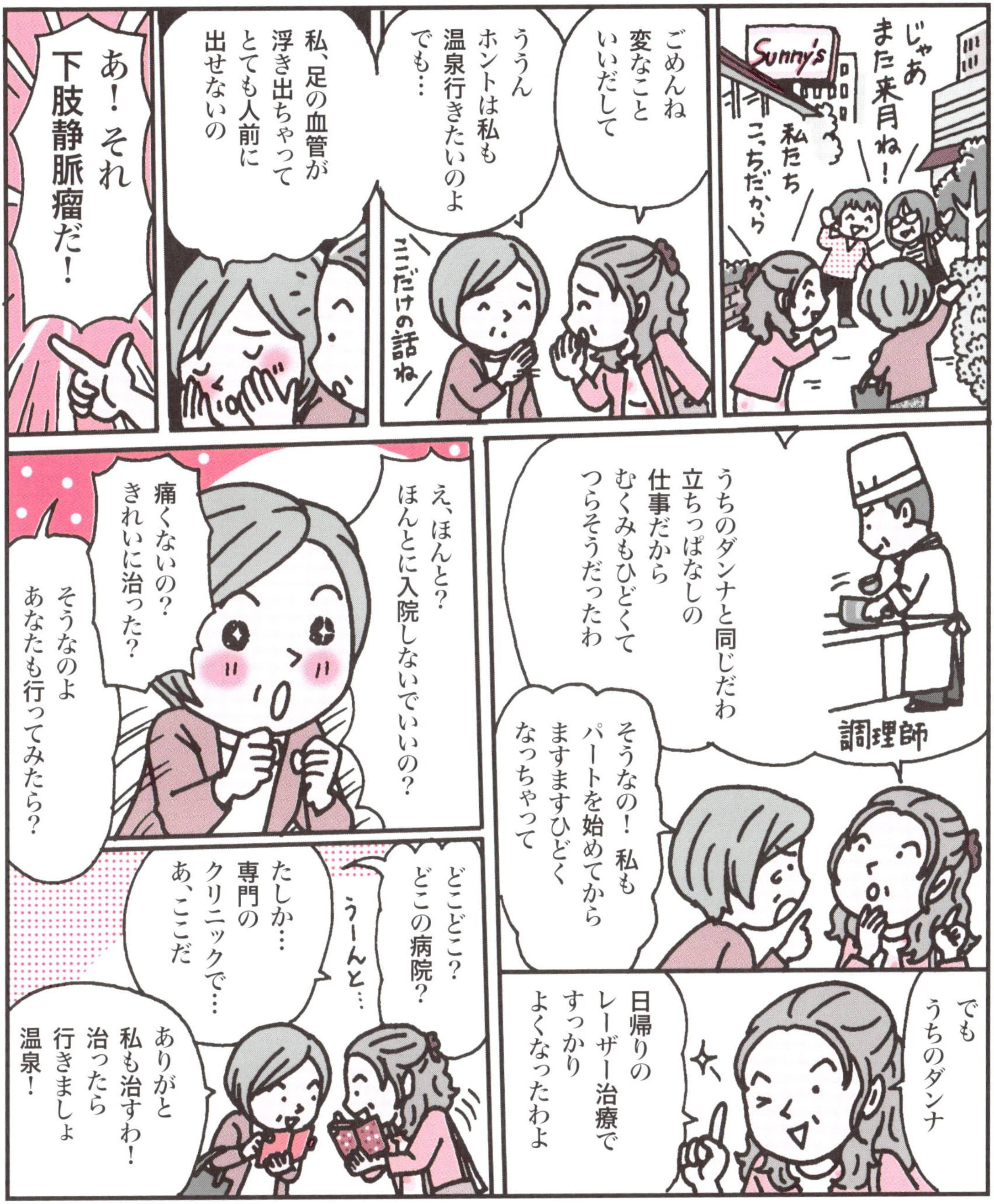

じゃあ また来月ね！
私たち こっちだから
Sunny's
ごめんね 変なこと いいだして
ううん ホントは私も 温泉行きたいのよ でも…
ここだけの話ね
私、足の血管が 浮き出ちゃって とても人前に 出せないの
あ！ それ 下肢静脈瘤だ！
うちのダンナと同じだわ 立ちっぱなしの 仕事だから むくみもひどくて つらそうだったわ
調理師
そうなの！ 私も パートを始めてから ますますひどく なっちゃって
でも うちのダンナ
日帰りの レーザー治療で すっかり よくなったわよ
え、ほんと？ ほんとに入院しないでいいの？
痛くないの？ きれいに治った？
そうなのよ あなたも行ってみたら？
どこどこ？ どこの病院？
うーんと…
たしか… 専門の クリニックで… あ、ここだ
ありがと 私も治すわ！ 治ったら 行きましょ 温泉！

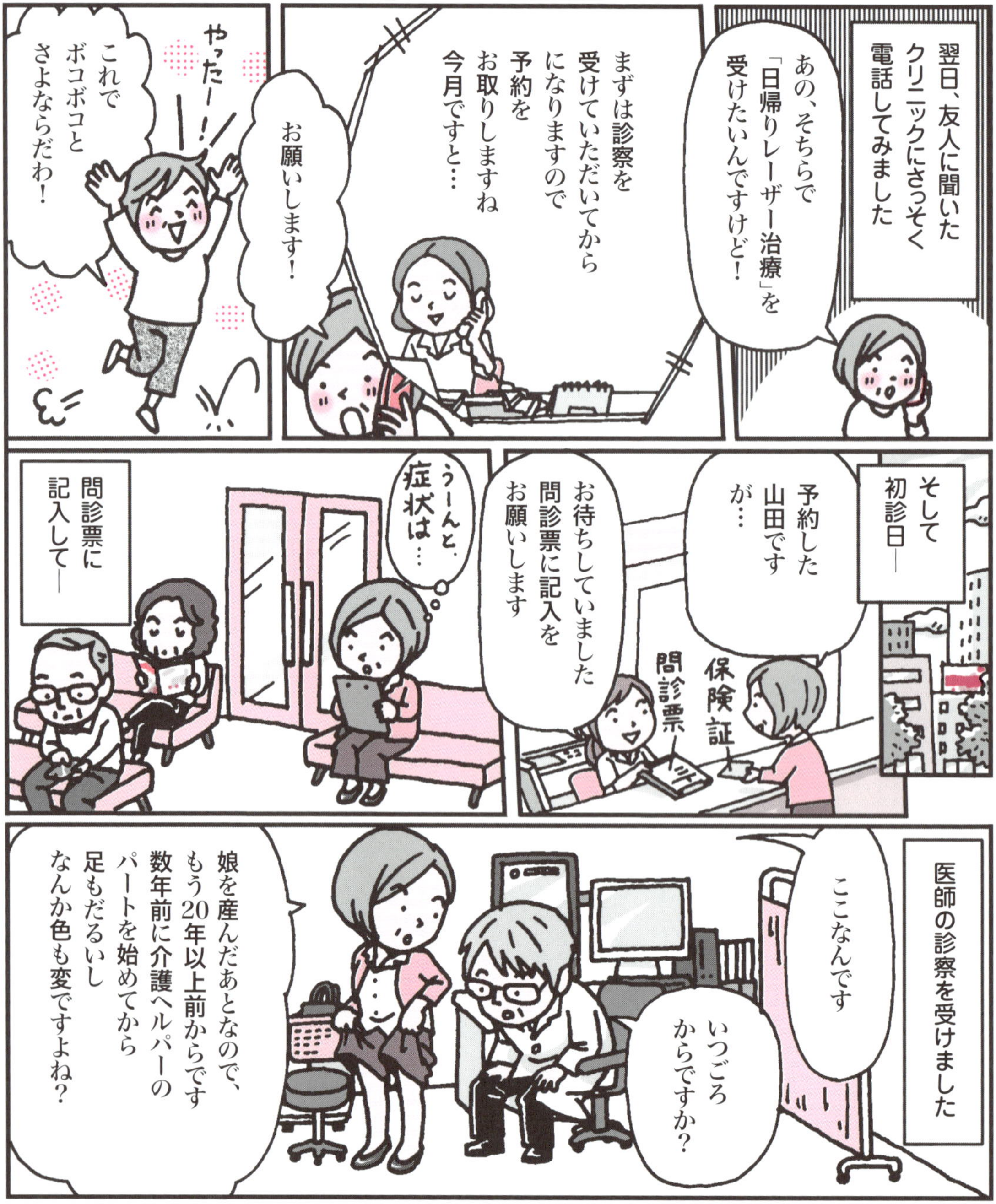

翌日、友人に聞いたクリニックにさっそく電話してみました
あの、そちらで「日帰りレーザー治療」を受けたいんですけど!
まずは診察を受けていただいてからになりますので予約をお取りしますね今月ですと…
お願いします!
やったー!!
これでボコボコとさよならだわ!
そして初診日—
予約した山田ですが…
保険証
問診票
お待ちしていました問診票に記入をお願いします
うーんと、症状は…
問診票に記入して—
医師の診察を受けました
ここなんです
いつごろからですか?
娘を産んだあとなので、もう20年以上前からです数年前に介護ヘルパーのパートを始めてから足もだるいしなんか色も変ですよね?

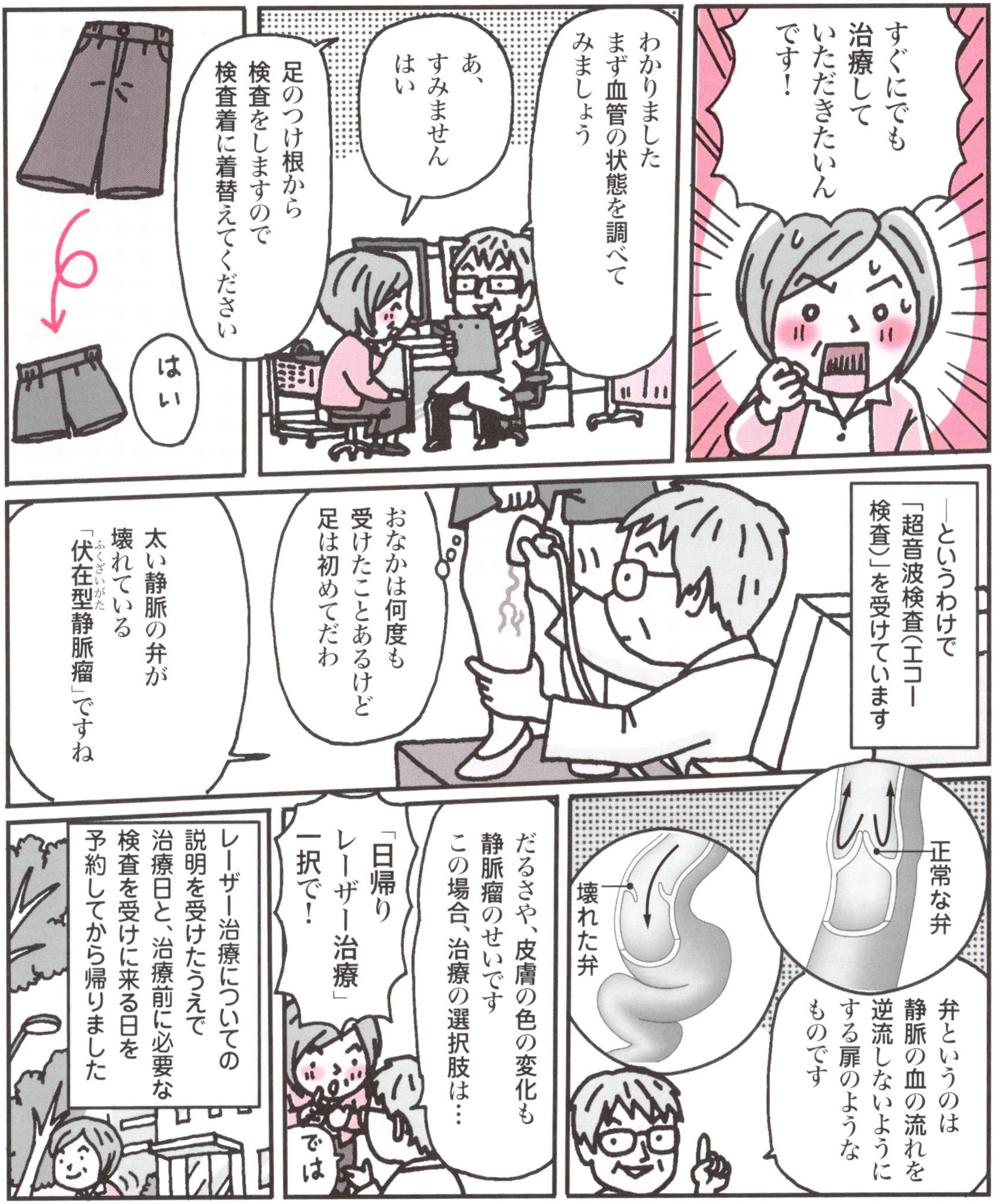
すぐにでも治療していただきたいんです！
わかりましたまず血管の状態を調べてみましょう
あ、すみませんはい
足のつけ根から検査をしますので検査着に着替えてください
はい
―というわけで「超音波検査（エコー検査）」を受けています
おなかは何度も受けたことあるけど足は初めてだわ
太い静脈の弁が壊れている「伏在型《ふくざいがた》静脈瘤」ですね
正常な弁
壊れた弁
弁というのは静脈の血の流れを逆流しないようにする扉のようなものです
だるさや、皮膚の色の変化も静脈瘤のせいです この場合、治療の選択肢は…
「日帰りレーザー治療」一択で！
では
レーザー治療についての説明を受けたうえで治療日と、治療前に必要な検査を受けに来る日を予約してから帰りました

その日の夜——
え？ 手術？ なんで？
足よ、足 か・し・じょう・みゃく・りゅう！
ああ、足のボコボコか キミのお義母さんもあるよね 手術までして治さなきゃいけないの？ お義母さん元気そうだし… お金かかりそうだし…
ムカ
あなた！ この足に私がどれだけ悩まされてきたか知らないの？ 私だって泳ぎたかったし！ ミニスカートもはきたかったし！ 温泉だって行きたいのよ！ だいたい、あなたは子育ても全然手伝ってくれなかったし 私がパート始めてからだって…
くどくど
くどくど
わかりました！ 手術してください！
手術というか、レーザー治療ね
ここらへんから細ーい管を入れて、レーザーを当てて焼きつぶしていくんだって 血液がたまらなくなってコブも消えるというわけ
縮んでいく！
へえ～ なんかすごいな どれくらい入院するの？
しないわよ 日帰りだもん すぐ歩けるし、仕事も2～3日休むだけでいいみたい 5万円くらいで治せるって！
それはよかった
ただね、その日は自転車も車の運転もダメなの あなた、付き添ってもらってもいい？
OK!
——と、調子のよい夫でしたが…

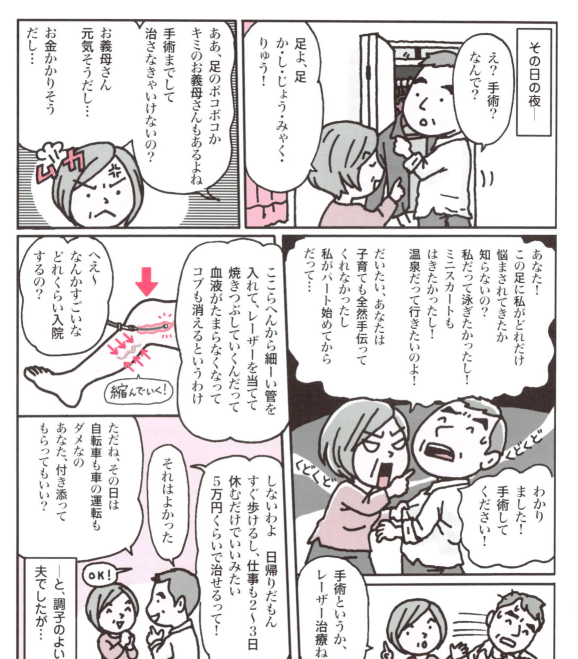

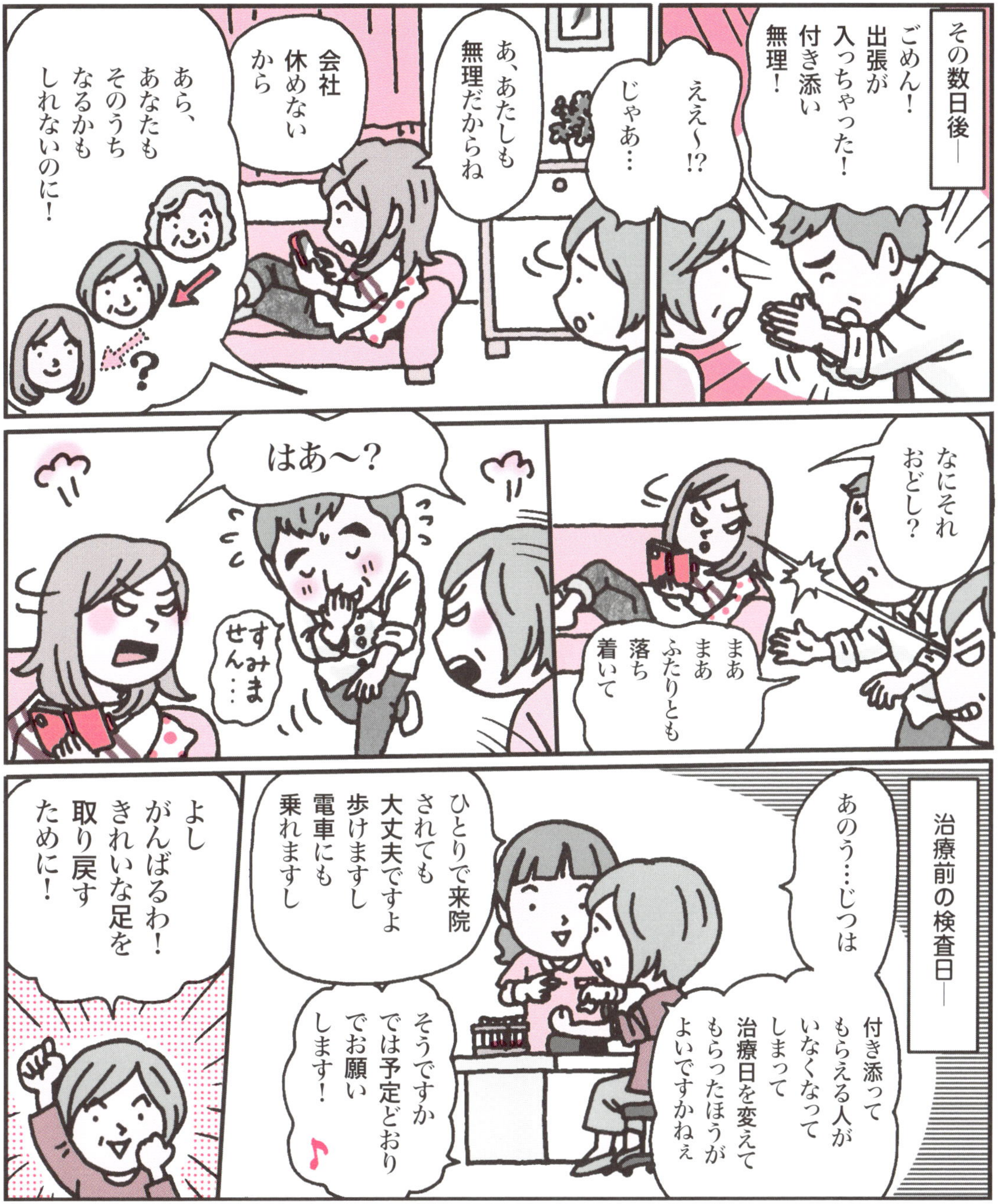
その数日後──
ごめん！出張が入っちゃった！付き添い無理！
ええ〜!?
じゃあ…
あ、あたしも無理だからね
会社休めないから
あら、あなたもそのうちなるかもしれないのに！
なにそれおどし？
まあまあふたりとも落ち着いて
はあ〜？
すみません…
治療前の検査日──
あのう…じつは
付き添ってもらえる人がいなくなってしまって治療日を変えてもらったほうがよいですかねぇ
ひとりで来院されても大丈夫ですよ歩けますし電車にも乗れますし
そうですかでは予定どおりでお願いします！
よしがんばるわ！きれいな足を取り戻すために！

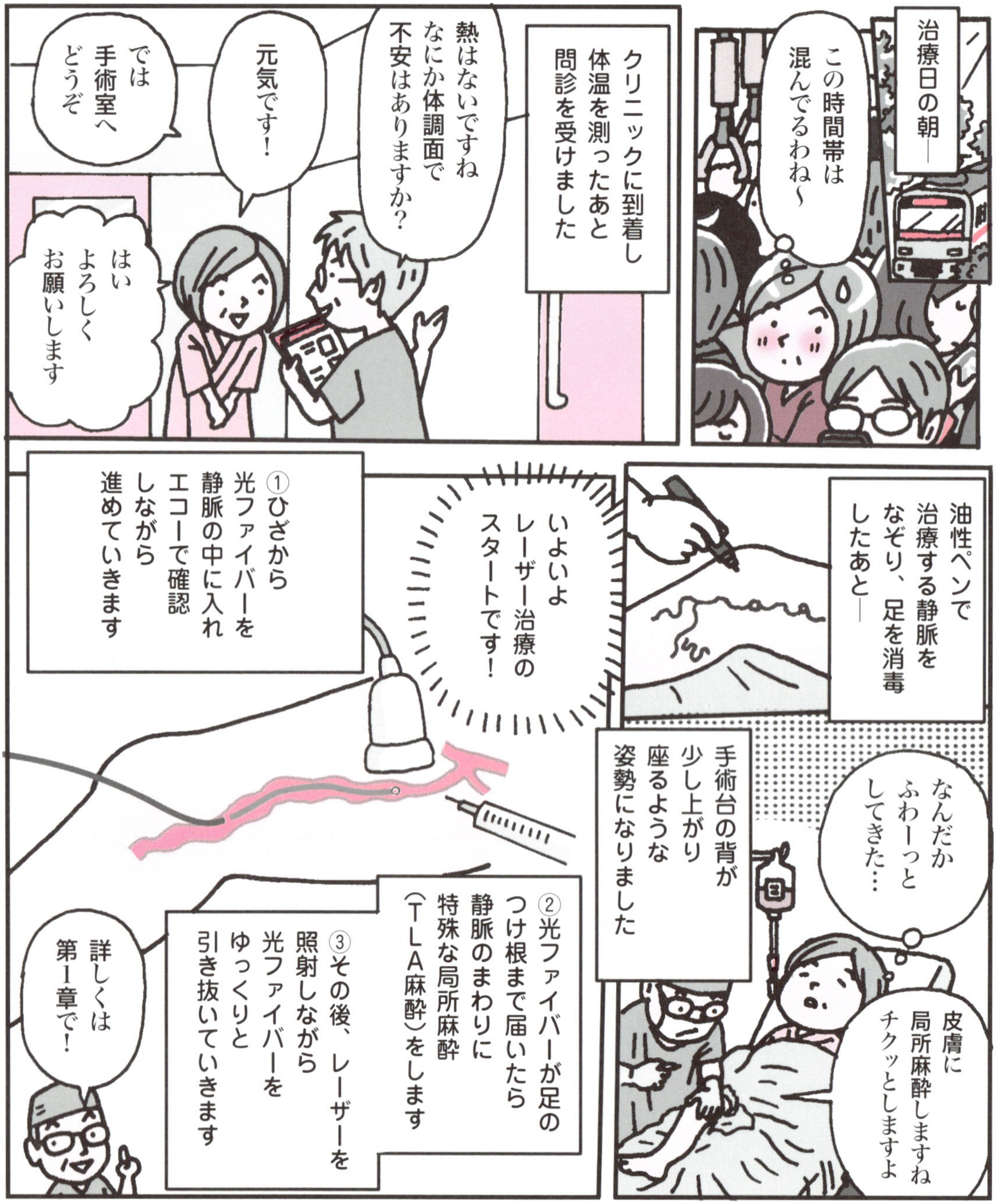
治療日の朝――
この時間帯は混んでるわね～
クリニックに到着し体温を測ったあと問診を受けました
熱はないですね なにか体調面で不安はありますか?
元気です!
では手術室へどうぞ
はい よろしくお願いします
油性ペンで治療する静脈をなぞり、足を消毒したあと――
いよいよレーザー治療のスタートです!
①ひざから光ファイバーを静脈の中に入れエコーで確認しながら進めていきます
手術台の背が少し上がり座るような姿勢になりました
なんだかふわーっとしてきた…
皮膚に局所麻酔しますね チクッとしますよ
②光ファイバーが足のつけ根まで届いたら静脈のまわりに特殊な局所麻酔(TLA麻酔)をします
③その後、レーザーを照射しながら光ファイバーをゆっくりと引き抜いていきます
詳しくは第1章で!

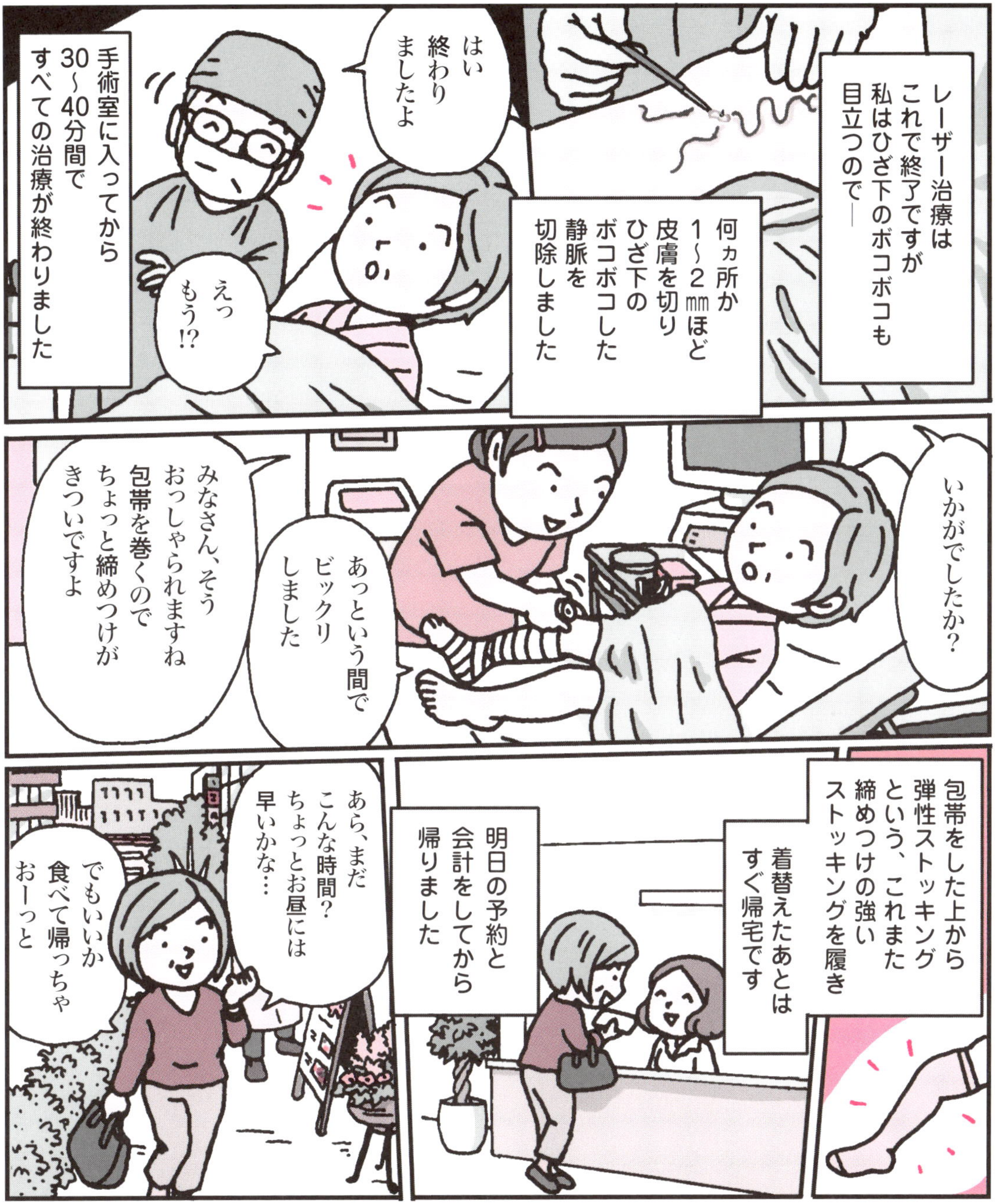
レーザー治療はこれで終了ですが私はひざ下のボコボコも目立つので―
何ヵ所か1～2㎜ほど皮膚を切りひざ下のボコボコした静脈を切除しました
はい終わりましたよ
えっもう!?
手術室に入ってから30～40分間ですべての治療が終わりました
いかがでしたか?
あっという間でビックリしました
みなさん、そうおっしゃられますね包帯を巻くのでちょっと締めつけがきついですよ
包帯をした上から弾性ストッキングという、これまた締めつけの強いストッキングを履き
着替えたあとはすぐ帰宅です
明日の予約と会計をしてから帰りました
あら、まだこんな時間?ちょっとお昼には早いかな…
でもいいか食べて帰っちゃおーっと

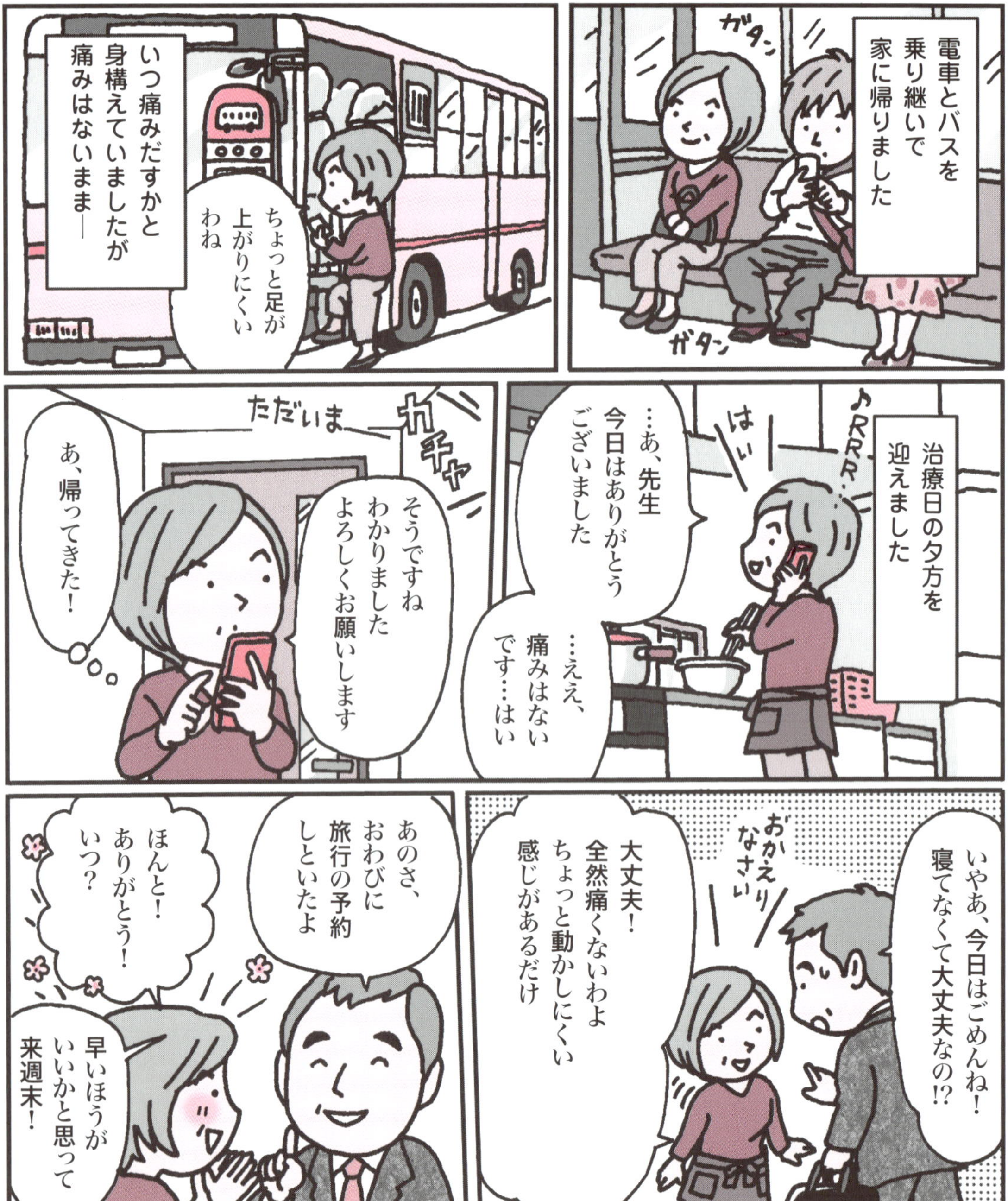
電車とバスを乗り継いで家に帰りました
ガタン
ガタン
ちょっと足が上がりにくいわね
いつ痛みだすかと身構えていましたが痛みはないまま—
治療日の夕方を迎えました
♪RRR…
はい
…あ、先生 今日はありがとうございました
…ええ、痛みはないです…はい
ガチャ
ただいま
そうですね わかりました よろしくお願いします
あ、帰ってきた!
いやあ、今日はごめんね! 寝てなくて大丈夫なの!?
おかえりなさい
大丈夫! 全然痛くないわよ ちょっと動かしにくい感じがあるだけ
あのさ、おわびに旅行の予約しといたよ
ほんと! ありがとう! いつ?
早いほうがいいかと思って来週末!

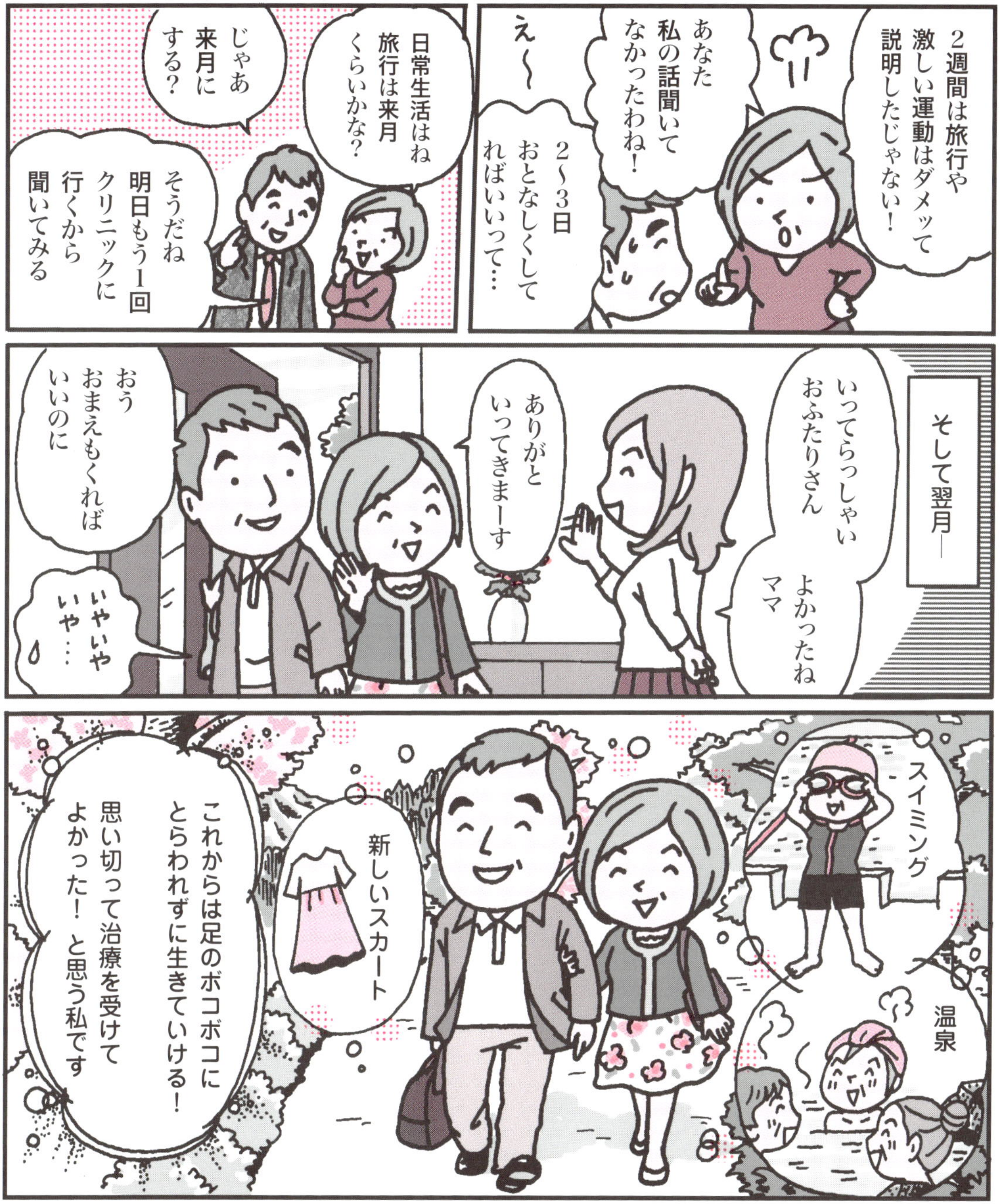
2週間は旅行や激しい運動はダメッて説明したじゃない！
あなた私の話聞いてなかったわね！
え〜
2〜3日おとなしくしてればいいって…
日常生活はね旅行は来月くらいかな？
じゃあ来月にする？
そうだね明日もう1回クリニックに行くから聞いてみる
そして翌月―
いってらっしゃいおふたりさん
よかったねママ
ありがといってきまーす
おうおまえもくればいいのに
いやいやいや…
スイミング
温泉
新しいスカート
これからは足のボコボコにとらわれずに生きていける！
思い切って治療を受けてよかった！と思う私です

足の血管の様子と症状をチェックしてみよう

静脈瘤があるかどうかは
血管の様子を見ればわかります。ただし、
横になった状態ではコブは目立ちません。
しばらく立ち姿勢を続けたあとに、
よく観察してみましょう。

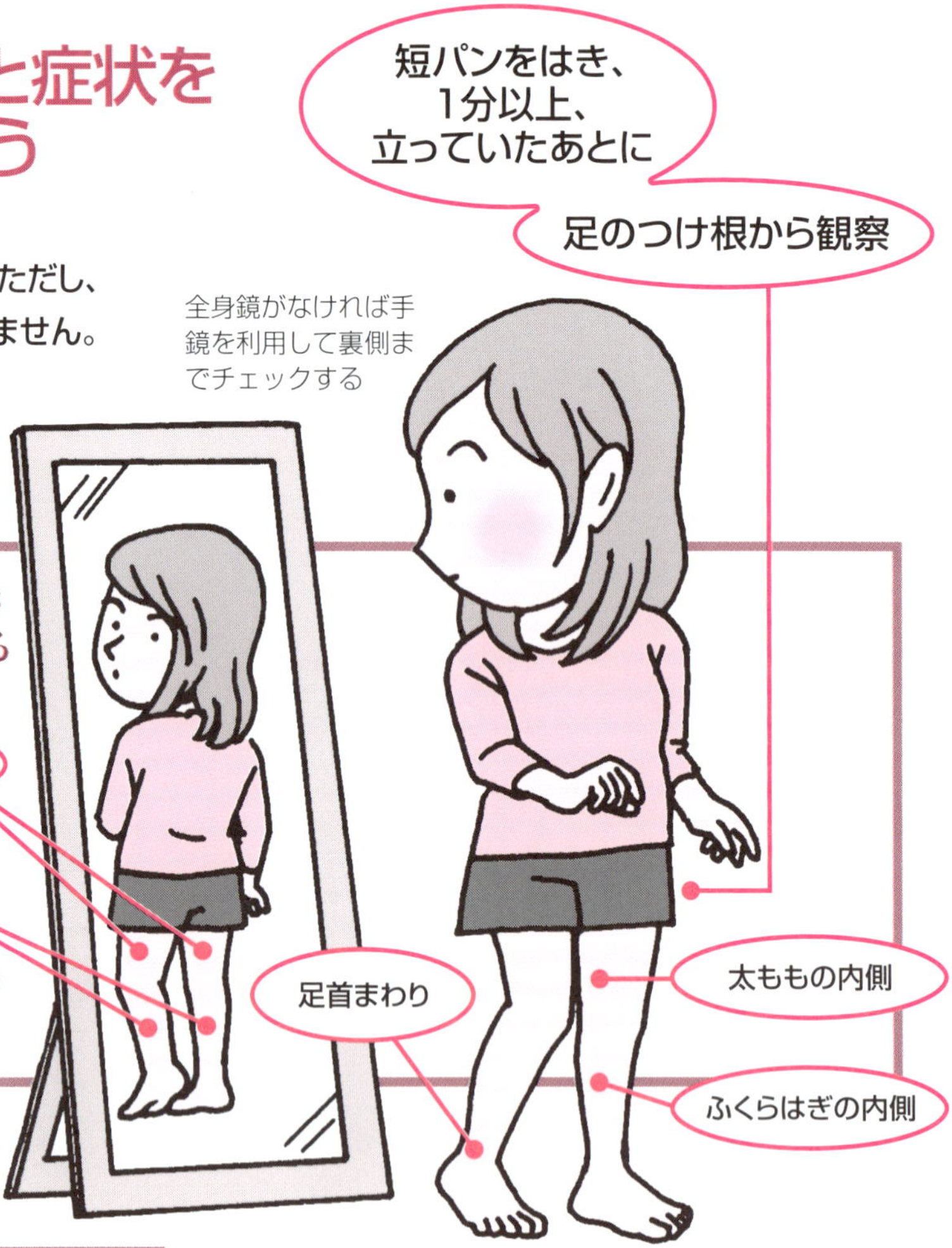

短パンをはき、
1分以上、
立っていたあとに
足のつけ根から観察
全身鏡がなければ手鏡を利用して裏側までチェックする
太ももの裏側
ふくらはぎの裏側
足首まわり
太ももの内側
ふくらはぎの内側

目で見てチェック！

□足の血管が浮き出てボコボコしている

□足の細かい血管がクモの巣のように透けて見える

思い出してチェック！

□両親や祖父母、兄弟姉妹に下肢静脈瘤の人がいる／いた

自覚症状をチェック！

□夕方になると、足のむくみやだるさ、疲れやすさが出てくる

□寝ているとき、よく足がつる

□足の皮膚がかゆかったり、硬くなっていたり、茶褐色に変色している

自分の足の状態を
きちんと把握しておくことは、今後の
対応を決めるうえで重要な
判断材料になる

1

もっと知りたい！
下肢静脈瘤の最新日帰り治療

下肢静脈瘤の最新治療法として注目される血管内治療。
日帰りで受けられ、再発する確率も低いすぐれた方法ですが、
「静脈瘤ならすべて血管内治療がよい」というわけではありません。
血管の状態、患者さん自身の状態に合わせた
適切な方法を選択していくことが大切です。

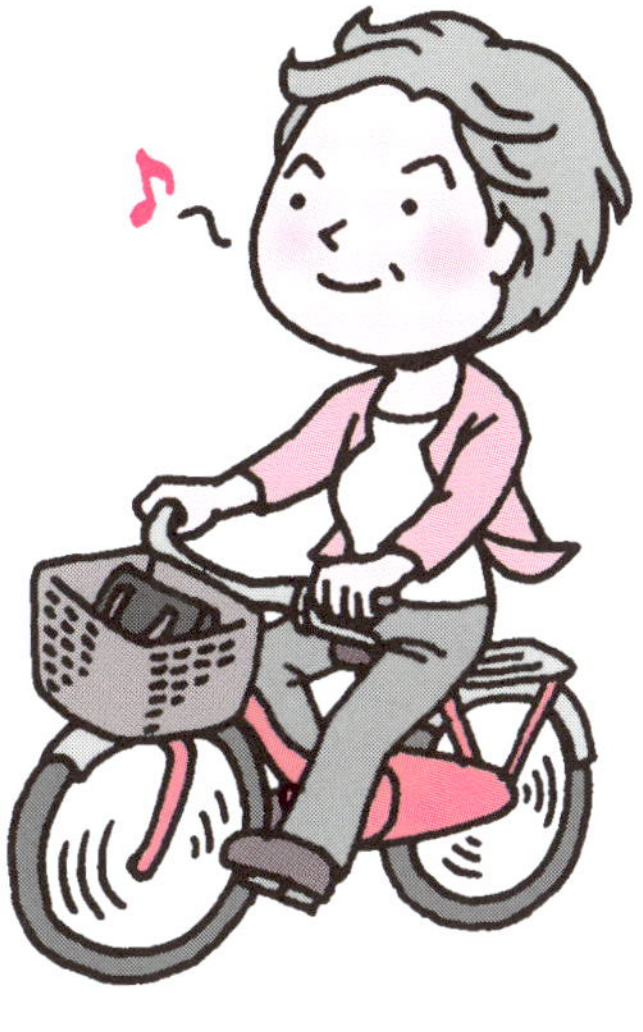

これが最新！ 血管内治療

日帰りで治せる「レーザー治療」と「高周波治療」

下肢静脈瘤を血管内治療で治す人が増えています。健康保険が適用されるレーザー治療や高周波治療が登場したことで、日帰りで根本的な治療を受けられるようになったからです。

病気になった血管を内側から焼きつぶす

レーザー治療や高周波治療では、静脈瘤を発症した血管内に非常に細い管を入れ、内側から熱を加えて焼き固めていきます（血管内焼灼《しょうしゃく》術）。

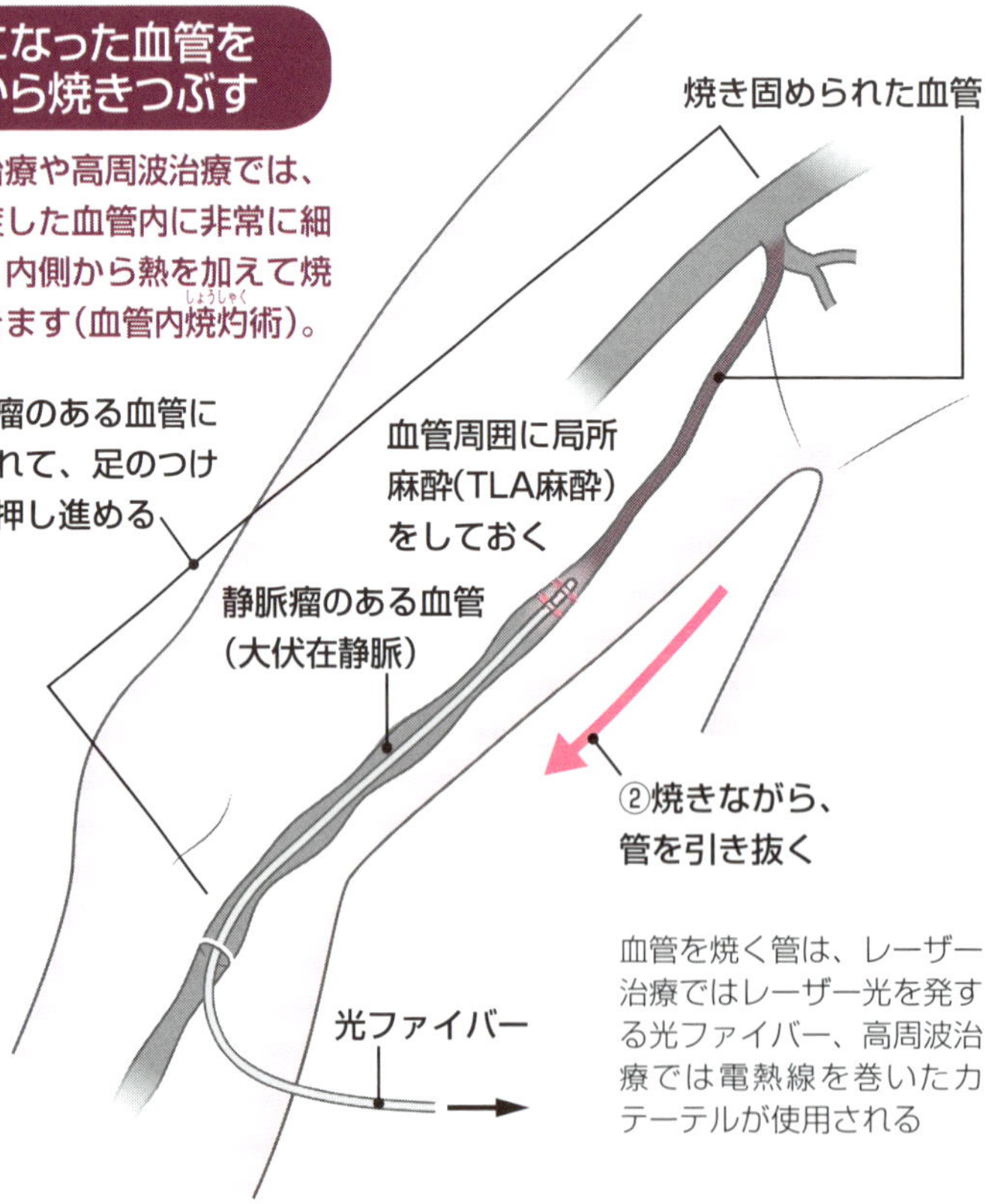

焼き固められた血管
①静脈瘤のある血管に管を入れて、足のつけ根まで押し進める
血管周囲に局所麻酔（TLA麻酔）をしておく
静脈瘤のある血管（大伏在静脈）
②焼きながら、管を引き抜く
光ファイバー

血管を焼く管は、レーザー治療ではレーザー光を発する光ファイバー、高周波治療では電熱線を巻いたカテーテルが使用される

レーザー治療

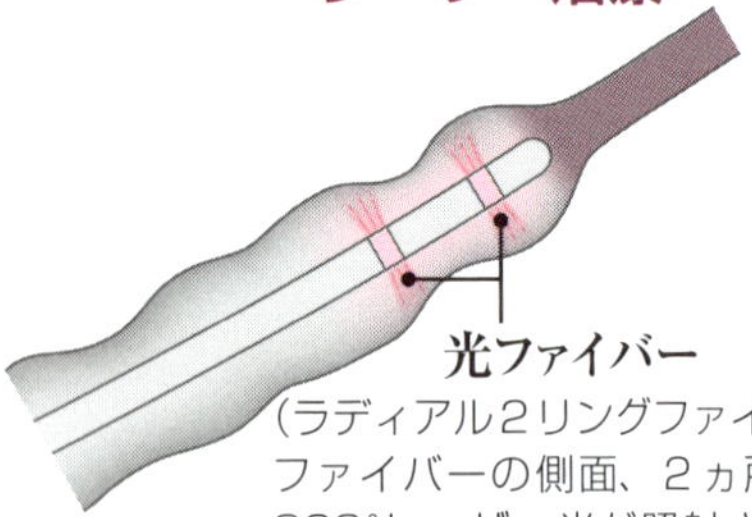

光ファイバー

（ラディアル2リングファイバー）ファイバーの側面、2ヵ所から360°レーザー光が照射される。引き抜きながら、少しずつ焼灼していく

高周波（ラジオ波）治療

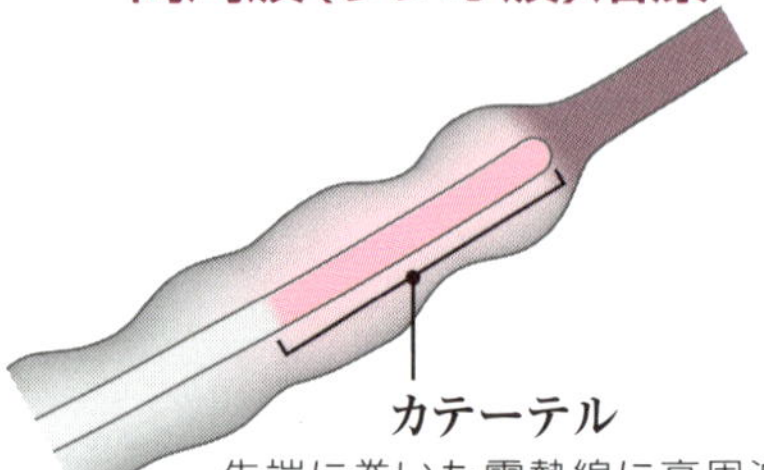

カテーテル

先端に巻いた電熱線に高周波（ラジオ波）電流を流し、熱を発生させる。発熱部は7cm。一度に7cm ずつ焼灼していく

- 手順や治療効果はほぼ同じ。どちらの方法でもよい
- 保険レーザーと自費レーザーの違いについては 58 ページ参照

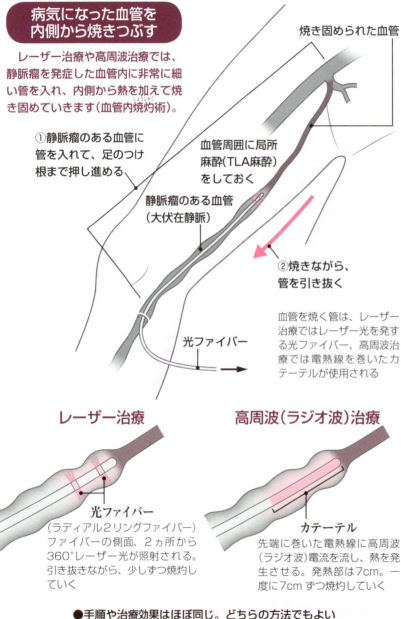

血管内治療の特徴

レーザー治療も高周波治療も効果が高く、体への負担は軽いのが最大の特徴です。

治療中は痛くない、治療後の痛みも少ない

治療前に局所麻酔をするので、治療中には痛みを感じない。現在のレーザー治療、高周波治療は、麻酔が切れたあとも強い痛みは起こりにくい

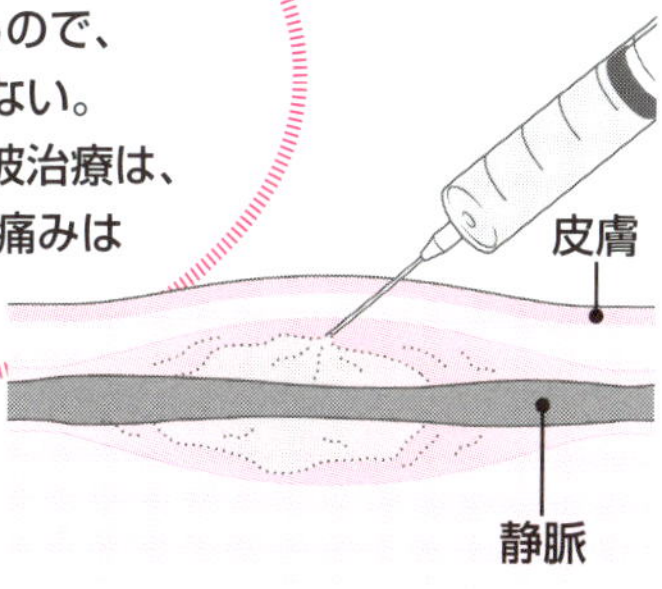

血管を焼灼する前に、血管周囲にTLA麻酔をする（→28ページ）

傷跡が小さい

管の直径は数ミリ。管を入れるところに小さな孔《あな》を開けるだけで、傷跡はほとんど残らない

デメリットは少ないが、無用な治療をすすめられるおそれもあるので要注意（→第2章）

体への負担が軽い

治療後、すぐに歩いて帰れる日帰り治療が可能。治療に伴う合併症が起きるリスクは非常に低い（→38ページ）

出血しにくい

血管を内側から焼いていくだけなので、従来の血管を引き抜くストリッピング手術（→32ページ）のような出血は起こらない

急速に普及してきた負担の軽い血管内治療

下肢静脈瘤は、心臓に向けてスムーズに流れていくはずの血液が逆流し、足の血管の中にたまることで発生・悪化します（↓65ページ）。

下肢静脈瘤の治療方法として、近年、急速に普及してきたのが、レーザーや高周波を利用した血管内治療です。手術の一種ですが、従来の方法にくらべ体への負担が軽いのが特徴です。

以前は、血管を抜き取るストリッピング手術が標準的な治療法で、血管内治療を受けようとしたら健康保険が適用されない「自費レーザー治療」しか選択肢はありませんでした。

しかし、現在は二〇一一年に保険適用が認められた保険「レーザー治療」や「高周波治療」で、最適な治療が受けられるようになっています。

治療を受けたいとき

まずは正しい診断を受けることからスタート

下肢静脈瘤の治療を大きく変えた日帰りのレーザー治療・高周波治療ですが、治療を受ける前に、静脈瘤のタイプや症状との関連などを、きちんと調べてもらうことが必要です。

「治したい！」と思ったら……

「日帰りの最新治療を受けてみたい」と考えている人は、下肢静脈瘤に対する血管内治療を実施している医療機関（→55ページ）で、正しい診断を受けましょう。

受診する
受診先の選び方は
第2章でチェック！
診察
問診・視診・触診など。
医師は、患者さんから話を
聞き、目で見たり
手でさわったりして足の
状態を確かめていく
検査
超音波検査（エコー検査）で、
血管の様子、血液が流れる
方向などを確認する
診断
下肢静脈瘤のタイプや
程度が明らかになる
治療方針を決める
下肢静脈瘤のタイプ、症状、
患者さん自身の希望を
考えあわせ、今後の対応を
決めていく

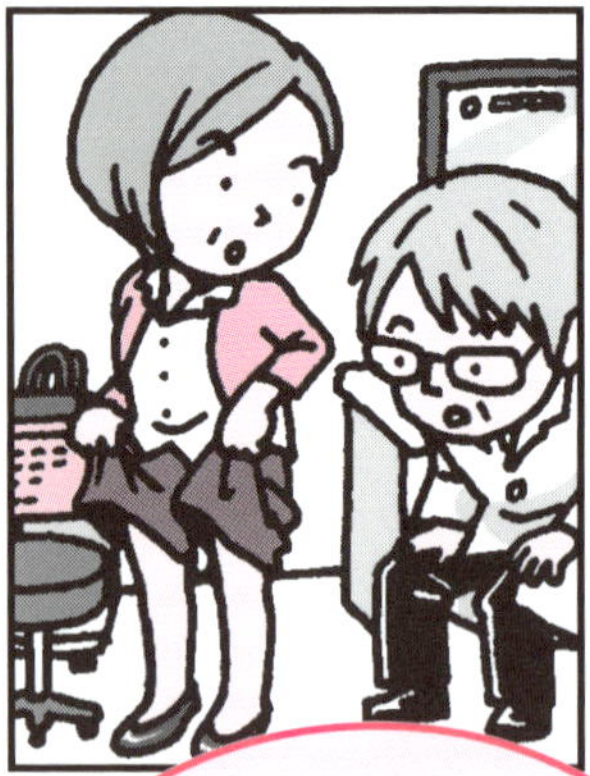
立ってチェック。医師は見るだけでなく、さわって確認する

「静脈瘤がある」というだけでは対応は決められない

下肢静脈瘤は、その名のとおり足の静脈がコブ（瘤）のようになった状態を指します。血管が全体的に太くなり、ヘビがうねったような状態になるのが典型例ですが、細かな血管がたくさん透けて見え

絶対に必要な超音波検査と問診

患者さんが希望するとおりの治療がよいか、あるいは別の治療のほうがよいのかなど、適切な対応を決めるために、詳しく調べていきます。

超音波検査（エコー検査）

体の表面から探《たん》触《しょく》子《し》を当て、血管の状態を調べます。検査のためのゼリーを塗るときにヒヤッとするだけで、体にはなんの負担もありません。

◆血液の流れ

血液の逆流が生じているところを見つけることで、静脈弁に異常があるかどうかわかる

◆静脈の走行、太さや形

異常がみられる血管がどこをどう通っているか、太くなったり、ふくらんだりした部分がどこにあるかなどを見つける

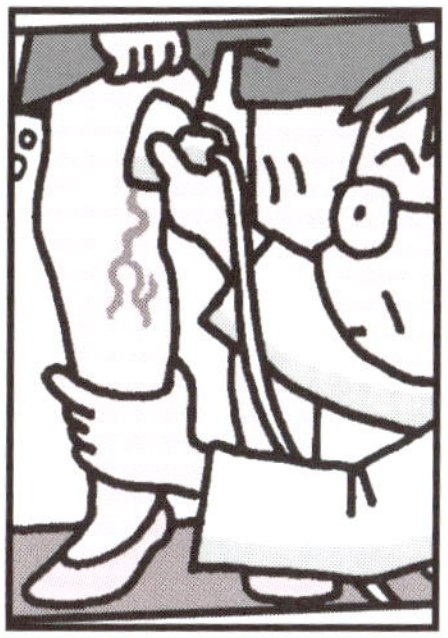
立ったままでおこなう

問診の内容

静脈瘤と症状の関連や、静脈瘤の程度を医師が判断するために必要な情報です。自分の症状や生活状況などを、きちんと伝えましょう。

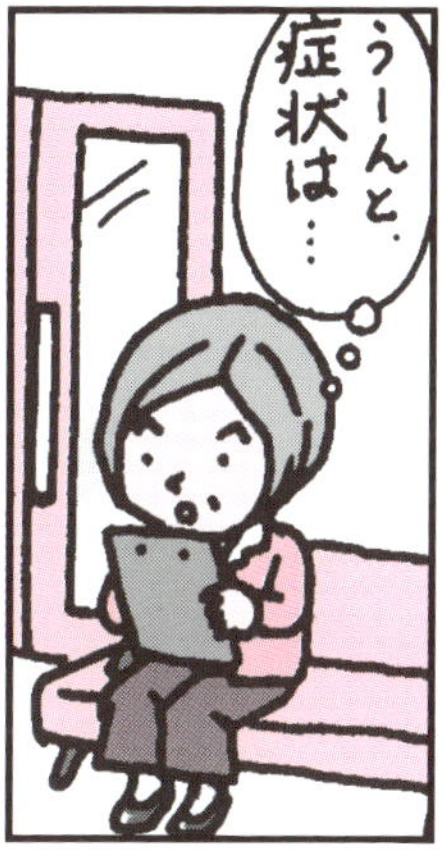

◆患者さん自身の希望

見た目の改善をはかりたい／症状を治したい／困っていることはないが、放っておかないほうがよいなら治療したい など

◆症状

足がむくむ、だるい、重い、足がつる／症状は左足か右足か／いつ起きるか など

◆生活の状況など

仕事の内容／妊娠・出産の経験／これまでにかかったことのある病気や服用中の薬／近親者に下肢静脈瘤の人がいるか など

るのも静脈瘤の一種です。

見た目に変化が現れる病気なので、「静脈瘤かどうか」の診断は、そうむずかしくはありません。しかし、どの血管のどこに問題が生じているのか、不快な症状がある場合、それが静脈瘤と関係しているのかどうかなどを知るためには、詳しい診察や検査が必要です。

どう対応していくかは、正しい診断を受けたうえで考えることが大切です。

下肢静脈瘤のタイプ

血管内治療の対象は太めの静脈瘤

血管内治療の対象になるのは、太ももやふくらはぎの血管がボコボコ浮き出ているタイプの静脈瘤。このタイプの静脈瘤を伏在型静脈瘤といいます。

血管内治療の対象は伏在型静脈瘤

伏在静脈にできる伏在型静脈瘤は、ボコボコとしたコブが目立ち、症状も出やすいことから血管内治療の対象になり、保険も適用されます。

太い静脈にできる

伏在型《ふくざいがた》静脈瘤

静脈の太さ 4mm 以上

表在静脈のなかではいちばん太い伏在静脈の壁の一部がふくらんで、ボコボコとコブができていくもの。たまっている血液の量が多く、さまざまな症状が現れやすい（→70ページ）。とくに大伏在静脈に起こりやすい

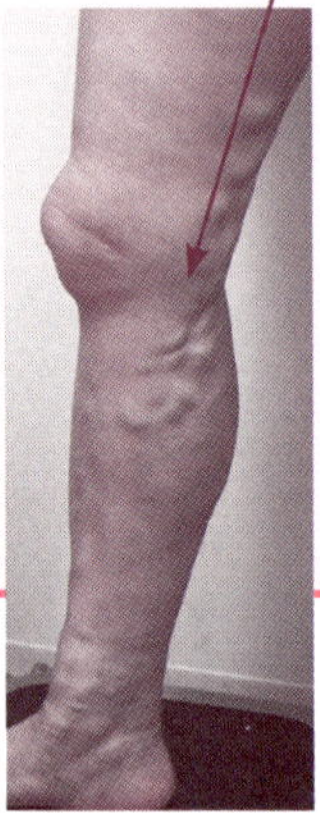

大伏在静脈瘤

ふくらはぎの内側にかけてコブが目立つ。太ももの大伏在静脈の足のつけ根の弁（○で示したあたり）が壊れて発症する

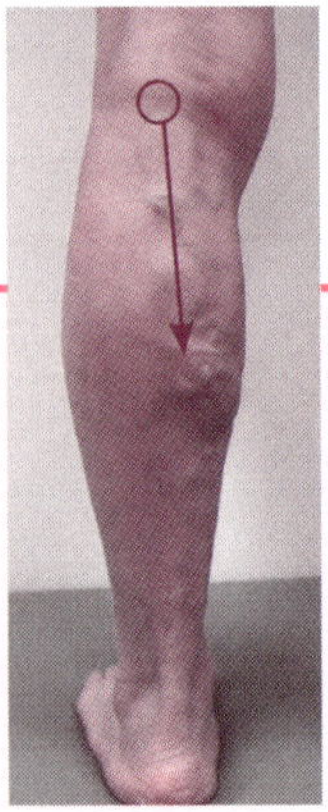

小伏在静脈瘤

ふくらはぎの裏側のコブが目立つ。ふくらはぎの小伏在静脈の弁（○で示したあたり）が壊れて発症する

軽症タイプなら血管内治療はしない

下肢静脈瘤は、足の表面近くを通っている表在静脈に起きる病気です。

表在静脈には、太い伏在静脈と、そこから枝分かれした小さな静脈があり、どの静脈に発生したかでタイプは異なります。

レーザー治療など血管内治療の対象になるのは、伏在静脈に起きる伏在型静脈瘤です。それ以外の静脈瘤は軽症タイプで、血管内治療の対象にはなりません。

なお、軽症タイプが進行して伏在型静脈瘤に変化することはありませんが、同時に存在することはあります。

軽症タイプでも治療は可能

いずれも「見た目」が主な問題です。血管内治療など手術の対象にはなりません。しかし、別の方法で治療することは可能です（→ 34 ページ）。

女性に多い 陰部静脈瘤

女性の外陰部、太ももの内側や裏側にみられる側枝型静脈瘤は、妊娠・出産をきっかけに発症することが多く、陰部静脈瘤ともいわれる。生理のたびに不快な症状が強く現れるのが特徴(→34、69 ページ)

細めの静脈にできる

側枝型《そくしがた》静脈瘤

静脈の太さ
3～4mm

伏在静脈から枝分かれした静脈にできる。伏在型静脈瘤が隠れていることがある

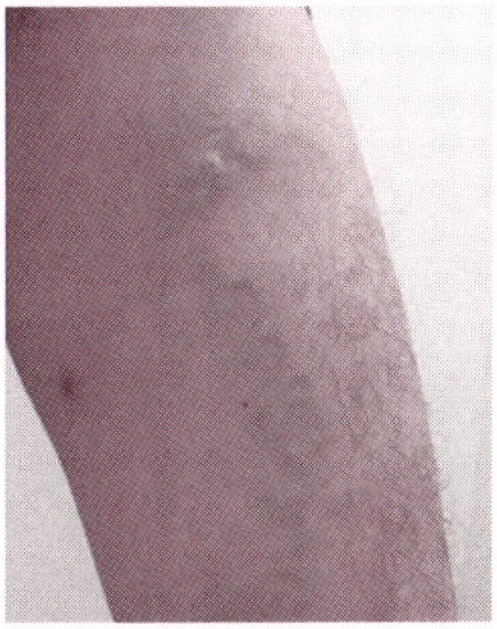

ごく細い静脈にできる

網目状《あみめじょう》静脈瘤

静脈の太さ
1～2mm

皮膚の表面近くを走る静脈が広がって青い網の目のように見えるタイプ

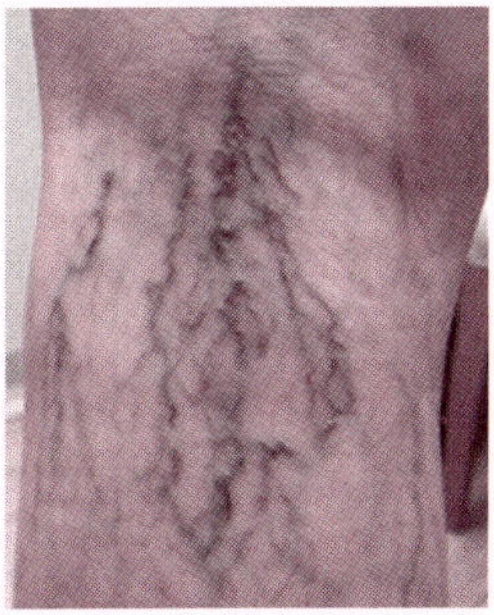

毛細血管にできる

クモの巣状静脈瘤

静脈の太さ
1mm 以下

皮膚表面の毛細血管が拡張し、皮膚を通してクモの巣のような毛細血管が透けて見える状態

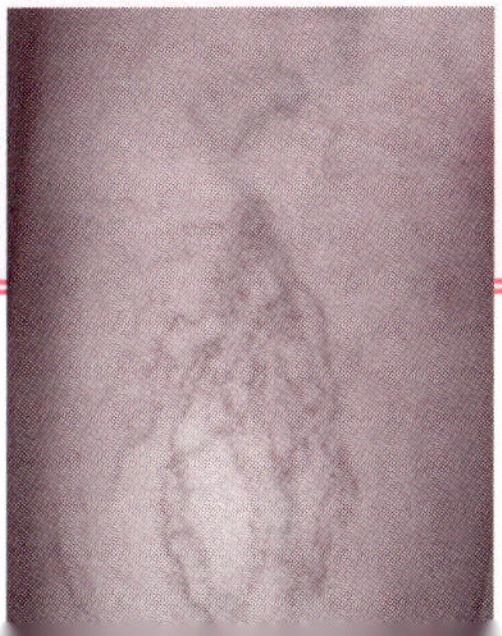

（写真はお茶の水血管外科クリニックホームページより）

▼下肢の主な静脈

足の真ん中を走る太い静脈（深部静脈）と、そこに合流して流れ込む2つの伏在静脈や、さらに枝分かれした側枝静脈など

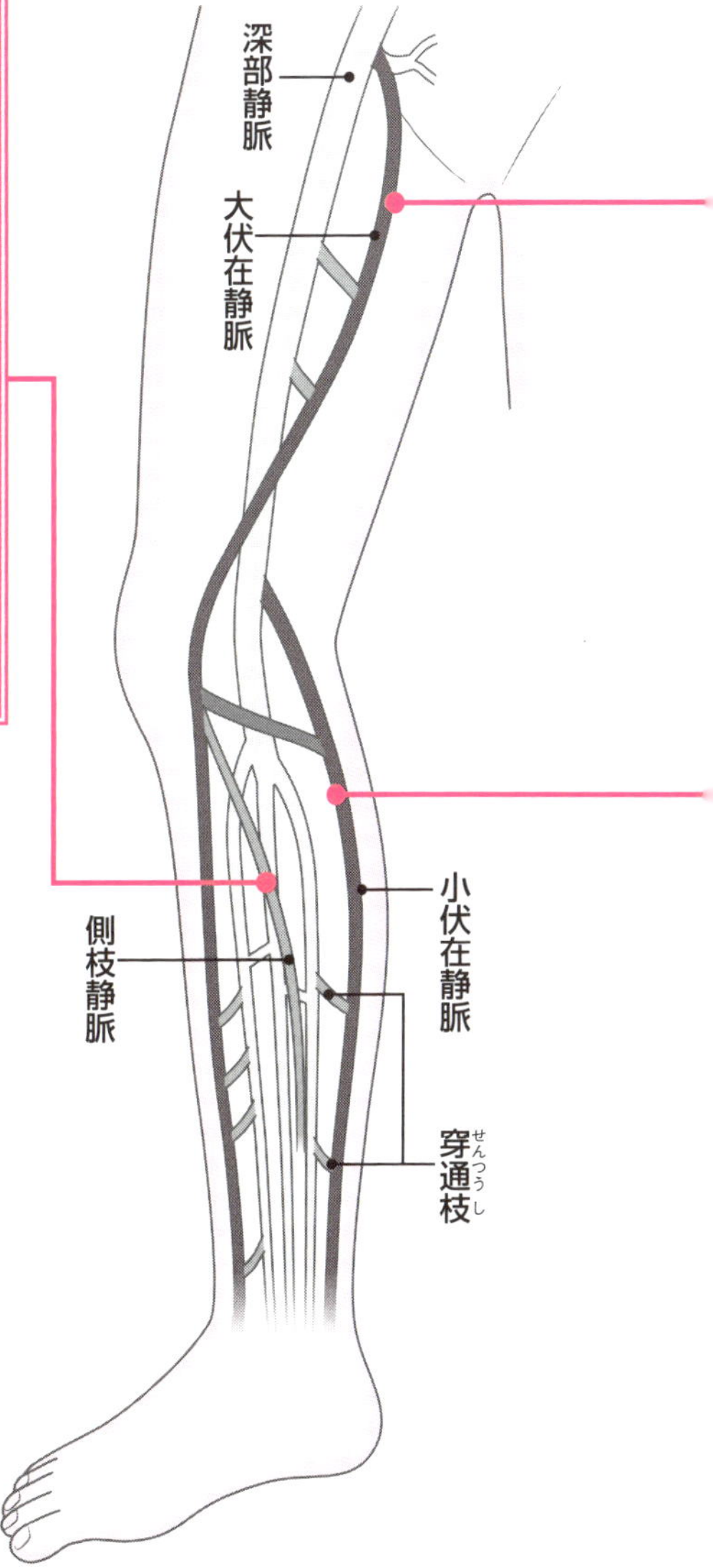
深部静脈
大伏在静脈
小伏在静脈
側枝静脈
穿通枝《せんつうし》

治療の基本

壊れた血管を「通行止め」にして渋滞解消

いくら悪くなっているとはいえ、血管を焼きつぶしても問題はないのかと不安に思う人もいるかもしれませんが、大丈夫です。足の血液全体の流れは損なわれません。

渋滞が起きているのは脇道

足の静脈は、足から心臓に向かう血液の通り道です。幹線道路に相当するのが深部静脈で、幹線道路に合流する脇道が伏在静脈です。

静脈瘤は、脇道に大渋滞が起きている状態です。

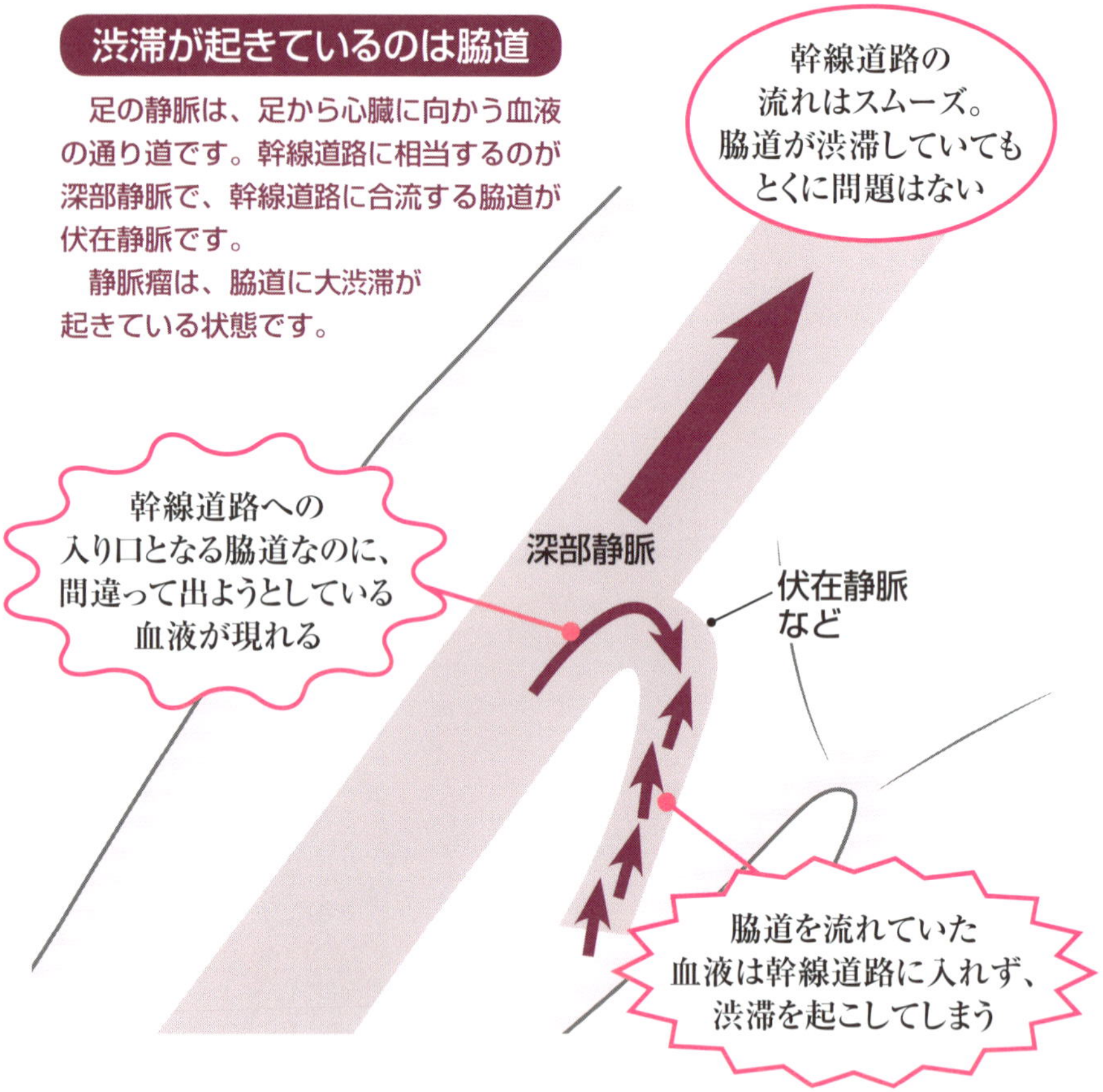
幹線道路の流れはスムーズ。脇道が渋滞していてもとくに問題はない
深部静脈
伏在静脈など
幹線道路への入り口となる脇道なのに、間違って出ようとしている血液が現れる
脇道を流れていた血液は幹線道路に入れず、渋滞を起こしてしまう

もはや機能していない道。ふさいでも問題はない

静脈瘤は、深部静脈に合流する「脇道」の静脈に生じます。多くの車が幹線道路に入ろうとしている脇道に、一方通行の決まりを無視して逆走してくる車が入り込めば、当然、大混乱、大渋滞が生じます。ガードレールがゆがむほどの混乱が生じるのも無理はありません。

もはや道路として機能していない脇道は通行止めにして混乱を防ごう、というのが、下肢静脈瘤を根本的に治す方法すべてに共通する考え方です。脇道をふさいでも、とくに問題はありません。幹線道路に合流するルートはほかにいくらでもあるからです。

「通行止め」にする方法は主に3つ

もはや脇道として機能していない静脈に血液がたまらないように、血管を「ふさぐ」あるいは「取り去る」のが下肢静脈瘤の根本治療。ふさぐ方法のひとつが血管内治療です。

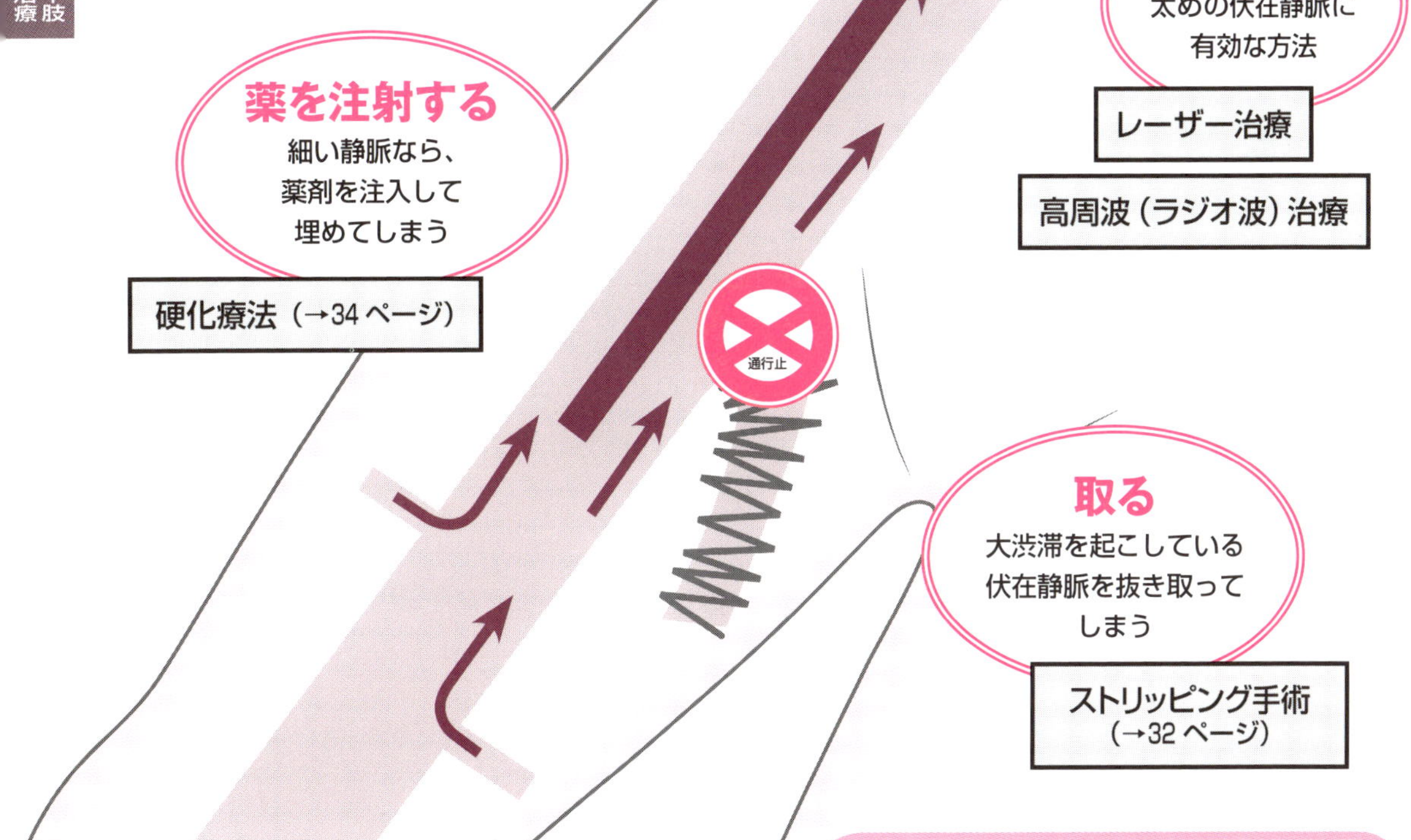
焼く
太めの伏在静脈に
有効な方法
レーザー治療
高周波（ラジオ波）治療
薬を注射する
細い静脈なら、
薬剤を注入して
埋めてしまう
硬化療法（→34 ページ）
通行止
取る
大渋滞を起こしている
伏在静脈を抜き取って
しまう
ストリッピング手術
（→32 ページ）

▲全体の流れには影響なし
失われた脇道を流れていた血液は、ほかの小さな枝を介して深部静脈へ流れ込んで行くため、とくに問題は生じない

「縛る」方法は過去のもの。「抜き取る」方法も減っている

過去には、血管を縛って血液の流れを止める「高《こう》位《い》結《けっ》紮《さつ》術《じゅつ》」という日帰り手術がありました。しかし、この方法で完全に通行止めにするのはむずかしく、再発が多いため、現在はまったくおこなわれていません。

レーザー治療、高周波治療の普及とともに、血管を抜き取るストリッピング手術も減っています。

血管内治療の通院回数

治療は日帰り、最低三回の通院でOK

ここからは、現在、下肢静脈瘤に対する治療法として広く普及している「血管内治療」について取り上げていきます。

一般的なスケジュール

「日帰りの最新治療」などといわれているのに、１日で終わらないの？ と思うかもしれませんが、安全、確実な治療のためには最低３回は通院する必要があります。

予約制のところが多いので、受診のしかたについて電話で問い合わせておく

初診
超音波検査をおこない、下肢静脈瘤のタイプや程度、自覚症状との関連などを調べる。血管内治療の対象となる静脈瘤で、患者さん自身が治療を希望する場合には次に進む

治療を希望しない場合や、治療がむずかしい場合（→38 ページ）は、ここで通院終了

治療前の検査
治療予定日の１ヵ月ほど前に血液検査と心電図の検査をおこなう。治療を受ける医療機関が遠方なら、地元の医療機関で検査を受けることもできる

治療当日
→28 ページ

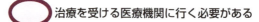

- 治療を受ける医療機関に行く必要がある
- 通いやすい近隣の医療機関でもよい
- 治療を受けた医療機関で受けておけば安心

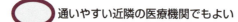

「今すぐ受けられる治療」が最善の方法とはかぎらない

長年、思い悩んだ末に受診した患者さんのなかには、「今すぐ治療を受けて帰りたい」と願う人も少なくありません。しかし、大切なのは「自分にとって本当に必要な治療」を受けることでしょう。自分の状態について正しい診断を受け、最善の策はなにかを考えて選択し、万全を期して治療に臨むには、複数回の通院が必要になります。

誠実な診療を心がけている医療機関であれば、だいたいどこも同じです。治療は「日帰り」でも通院は数回になるものだと考えておいてください。

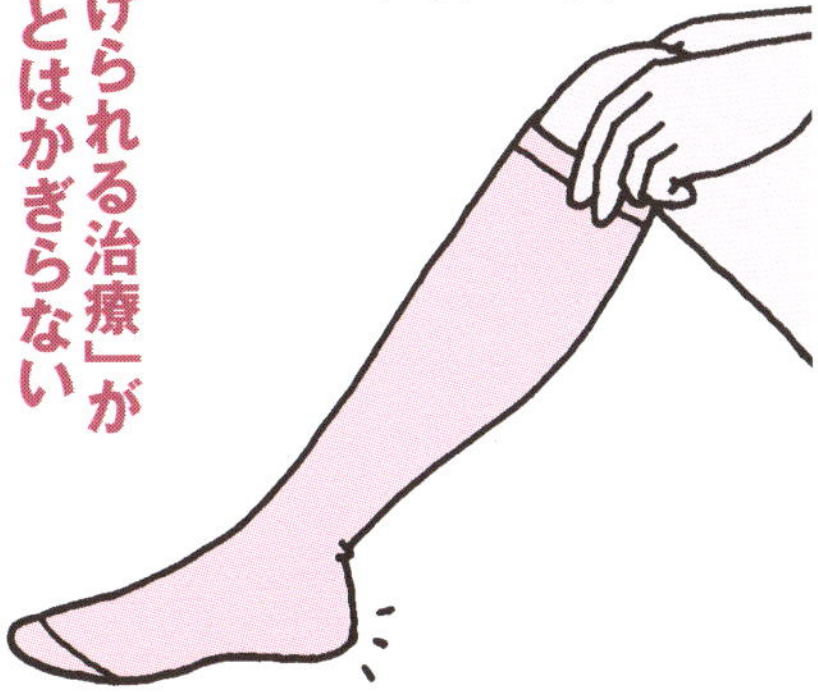

治療後１ヵ月ほどは弾性ストッキングを着用する（→51ページ）

翌日の診察

包帯をはずして傷の状態をチェック。超音波検査で静脈がきちんとふさがっているか確認する。問題なければ弾性ストッキング（→50ページ）に履き替えて終了

→

経過観察

治療後１年間は、経過観察のために定期的に通院するのが望ましい（→31ページ）

「どうしても」という場合は即日治療も不可能ではない

遠方の医療機関で治療を受けたいと思っている人の場合、さまざまな事情で複数回の通院はむずかしいということもあるでしょう。この場合、条件つきで即日治療を実施している医療機関もあるので、事前に相談してみましょう。

ただし、治療前の問診や検査の結果によっては、治療の当日に予定していた治療法を変更、中止する可能性もあることは留意しておきましょう。

遠方の医療機関で治療を受けたい場合

治療を受けたい医療機関に相談

↓

地元の医療機関で診察・検査を受け紹介状をもらう

下肢静脈瘤で、レーザー治療が必要

↓

治療を受けたい医療機関で受診・治療

治療前の検査などの結果によっては、予定どおりの治療が受けられないこともある

↓

帰宅

血管内治療の当日

付き添いなしで大丈夫！ 電車やバスで帰れる

実際に静脈を焼いている時間はわずか五分ほど。その前後の処置を含めても、治療そのものは一時間もかかりません。治療後、すぐに自分の足で立って歩けます。

来院から会計まで2時間程度

血管内治療は、手術室（治療室）でおこなわれます。手術室にいる時間は1時間程度です。

30分前
来院
受付・着替え・体温測定・問診

10分前
手術室へ
治療する静脈の確認・点滴など

血管内治療開始
光ファイバー（カテーテル）を血管内に挿入し、レーザー照射（ラジオ波焼灼）。静脈を焼いている時間自体は5分間程度
約20分間

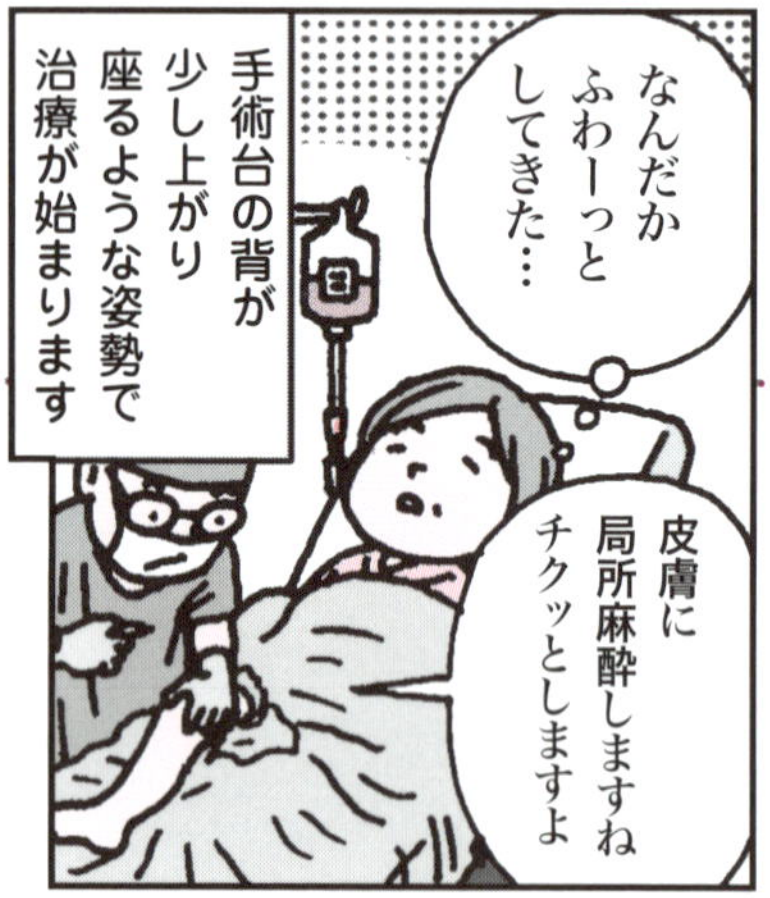
なんだかふわーっとしてきた…
手術台の背が少し上がり座るような姿勢で治療が始まります
皮膚に局所麻酔しますね チクッとしますよ

治療時の痛みをなくす3つの工夫

血管内に管を入れたり焼いたりするときに生じる痛みは、薬を使ってなくします。

❶治療前の点滴
眠くなる薬を入れてある。少し眠くなり、緊張感がやわらぐ

❷皮膚表面の局所麻酔
血管内に細い管を挿し入れるとき、痛まないようにする

❸TLA麻酔
TLAはTumescent（ふくらんだ）Local Anesthesia（局所麻酔）の略。静脈を焼く前に血管周囲に薄い麻酔薬を大量に注入。周囲の動脈や神経などが離れ、熱が血管外の組織にまで及びにくくなる

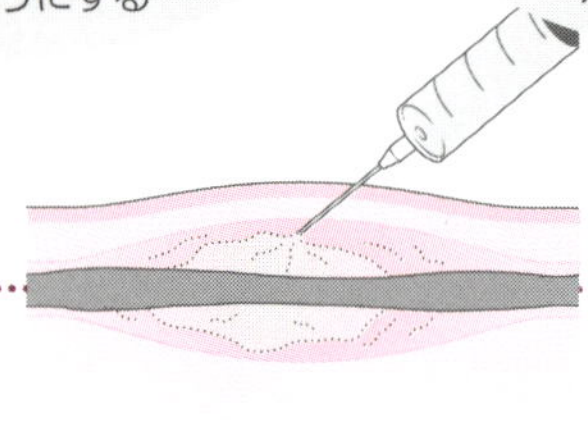

注入したところはプクッとふくらむ。麻酔の効果で治療後の痛みも感じにくい

片足ずつの治療が基本

両足の下肢静脈瘤の治療が必要な場合はあまり多くありませんが、日帰り血管内治療の場合は、片足ずつ治療するのが一般的です。治療の間隔は左右で一ヵ月程度空けます。両足同時だと使用する麻酔の量が増え、治療にかかる時間が長くなることや、治療後、両足とも包帯を巻いていると歩きにくくなるためです。

レーザーで静脈が焼けるしくみ

静脈には多くの水分が含まれています。レーザー治療では静脈に含まれる水がレーザーのエネルギーを吸収して発熱することで、静脈が焼けます。

高周波（ラジオ波）治療で静脈が焼けるしくみは……

カテーテルの先端の電熱線に高周波電流を流すことで、電熱線が発熱して静脈が焼ける。
カテーテルは絶縁されているが、
万が一、体に流れても高周波電流は
感電しない安全な電流

残った小さな静脈瘤の切除（スタブアバルジョン法）

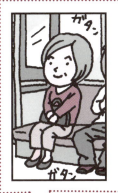

ひざ下に残っている
小さな静脈瘤の切除

約20分間

小さな傷から引き出して切除

メスで突き刺すようにして切開し、そこから静脈を引き出して切除します（スタブアバルジョン法）。傷は１～２mm、縫合する必要はない小さなものです。

専用の器具を用いる。TLA 麻酔が効いているので痛みはない

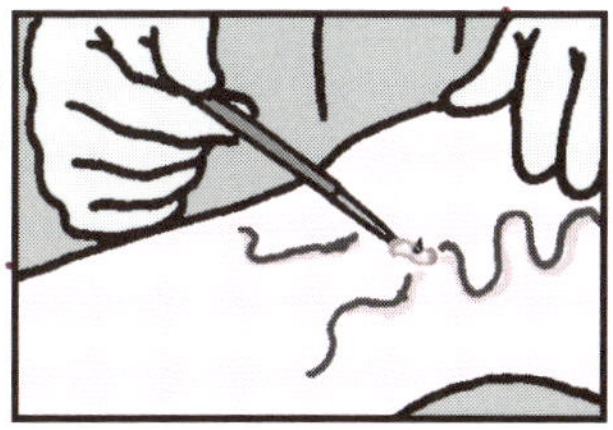

治療終了後の処置

弾性包帯を巻いてもらい、
その上から弾性ストッキングを
着用し、着替える

約30分間

歩けるが乗りものの運転はダメ

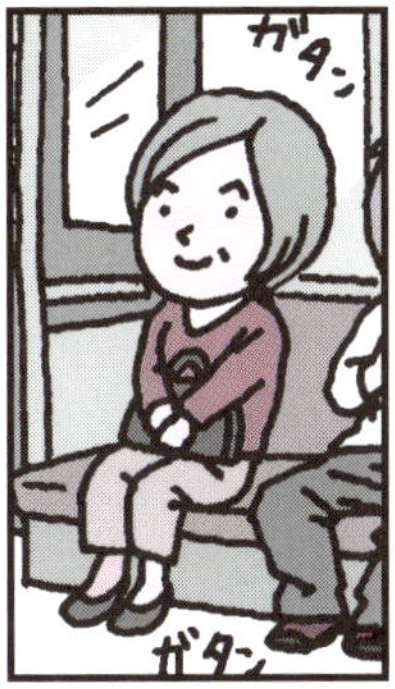

TLA 麻酔は足を動かす神経にまでは及ばないため、治療が済めばすぐ歩けます。ただ治療後は足に包帯をしっかり巻くので、自分で自動車や自転車の運転はできません。

会計・帰宅

翌日の診察予約もしておく

約20分間

血管内治療後の経過

二週間たてば旅行も可。傷跡などは徐々に消える

血管内治療による体の負担は軽く、日常生活にはほとんど影響がありません。
傷跡やしこりはしばらく残りますが、少しずつ目立たなくなり、いずれ「きれい」な足に戻ります。

レーザー治療当日
→ 29ページ

翌日（1日後）
●診察を受けに行く（→ 27ページ）
●診察終了後、車の運転は可能だが、自転車はまだ無理
●デスクワークなら診察終了後から復帰できる

2日後
●シャワーを浴びても大丈夫（浴槽に浸かるのはまだ避ける）

3日後
●立ち仕事や肉体労働に復帰できる

5日後
●入浴が可能

立ち上がったり、階段を上がったりするときなどに、太ももに違和感やつっぱり感を感じることがあるが、痛みはほとんどない

治療後1年間はいろいろあるもの

ここに示す血管内治療後の経過は、あくまでも目安です。回復ぐあいをチェックしてもらい、無理のない生活を送っていきましょう。

あせらずじっくり経過を見守ろう

負担が軽いとはいえ、治療後しばらくは太ももにつっぱり感があったり、ふくらはぎにしこりを触れたり、静脈瘤が一部残っていたりする場合もあります。治療後の違和感は一ヵ月、むくみや湿疹などの皮膚炎が改善するのには三ヵ月ほどかかります。しこりは静脈瘤が固まったもので、六ヵ月ほどで自然に吸収されます。

治療後に残っている静脈瘤は徐々に目立たなくなりますが、治療後三ヵ月を過ぎても消えない場合は、追加の治療をすることもあります。この場合、手術ではなく、静脈瘤に薬剤を注入しふさいでしまう硬化療法（→34ページ）をお

こないます。経過観察で受診する際、医師に相談しましょう。

治療後、経過観察を受けておけば、より安心

めったに起きませんが、治療後に再発や合併症が起きる可能性はゼロとはいえません。万が一の再発や合併症の発症に備え、治療後１年間は、経過観察のための診察を受けておけば安心です。

治療の翌日、１ヵ月後、１年後くらいのタイミングで受診するのが一般的ですが、「なにも問題ない」「時間がとれない」ということであれば、無理に受診する必要はありません。

- 再発・合併症の有無をチェック
- コブが消えていなければ追加治療を検討
- 1年後以降は心配なことがあるときだけでOK

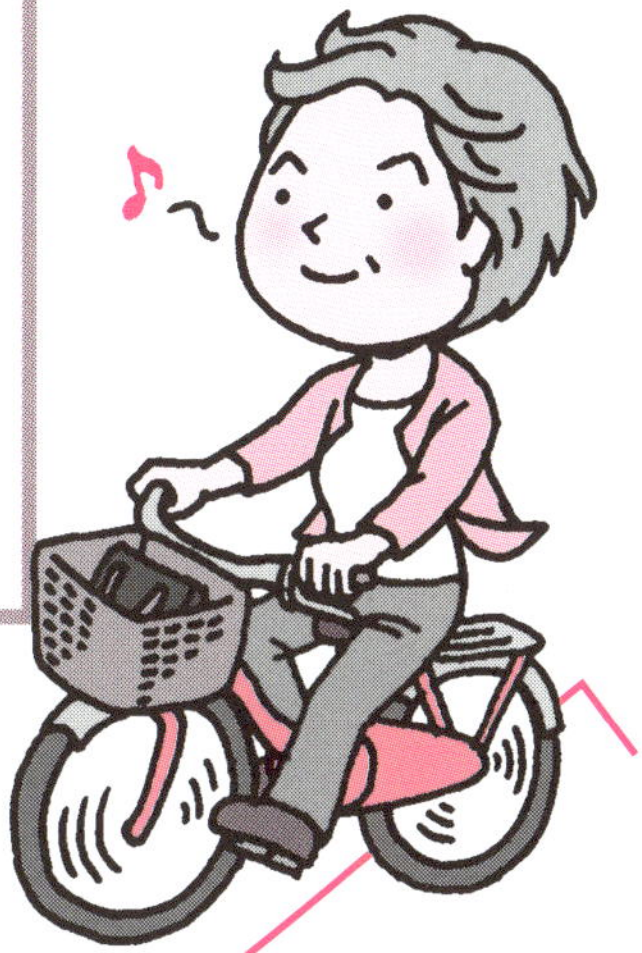

傷からの出血の心配がなくなれば自転車にも乗れる

1週間後

●自転車にも乗れる

太ももは押すと若干痛みはあるのが普通。ふくらはぎに残った静脈瘤が固まり、しこりのようになることもあるが、いずれ消えるので心配ない

2週間後

●スポーツジムに行ったり、卓球、テニスなどの運動を再開したりしても大丈夫

●温泉、プールに行くのもOK

足のつっぱり感や重さ、だるさなどの症状はほとんどなくなるが、しこりや傷跡はまだ消えないことが多い

1ヵ月後

●治療後２回目の診察

●海外旅行やサウナ、長時間の正座なども問題なくできるようになる

●弾性ストッキングの着用は終えてよい

固まった静脈の部分がやわらかくなり、ほとんど目立たなくなる。ときどき、傷跡や太ももがピリピリしたり、チクッと痛んだりすることもあるが、だんだん回数は減っていく

3〜4ヵ月後

1年後

●最後の診察と超音波検査

●静脈瘤や傷跡はほぼなくなる

変色があった場合

進行した下肢静脈瘤では、皮膚に色素沈着を起こすことがある（→71ページ）。ここまで進んでいた場合、色素沈着が薄くなるまでには治療後５年ほどかかる

ストリッピング手術

手術で血管を引き抜く方法もある

「取り去る・脱ぐ（ストリップ）」という言葉どおり、病気になった血管を引き抜いて取り去るのがストリッピング手術です。かつては標準的な治療法でしたが、現在、あまりおこなわれなくなっています。

一部の医療機関以外は入院での実施が基本

現在は、レーザー治療や高周波治療に取って代わられた感のあるストリッピング手術ですが、治療効果自体は大きく劣るものではありません。ですから、「もはや受けないほうがよい治療法」というわけではありません。

ただし、一部の医療機関を除き、ストリッピング手術を受ける場合には、数日間の入院が必要になります。

体への負担という面からみても、どちらか選べるのであれば、やはりレーザー治療か、高周波治療を選択するほうがよいでしょう。

「ストリッピング手術向き」と判断されることも

ほとんどの場合、血管内治療で治せますが、場合によってはストリッピング手術がすすめられることもあります。

血管のふくらみや蛇行がひどい

血管の蛇行が強く
光ファイバーや
カテーテルが血管内に
入れられなかったり、
血管が太すぎて
血管内治療では完全に
焼いてふさぐのが
むずかしいと
考えられる場合

医療機関側の都合

かかった医療機関によっては、
「レーザー治療・高周波治療用の
機器を導入していない」
「長年ストリッピング手術をおこない、
医師が得意としている」
などということも

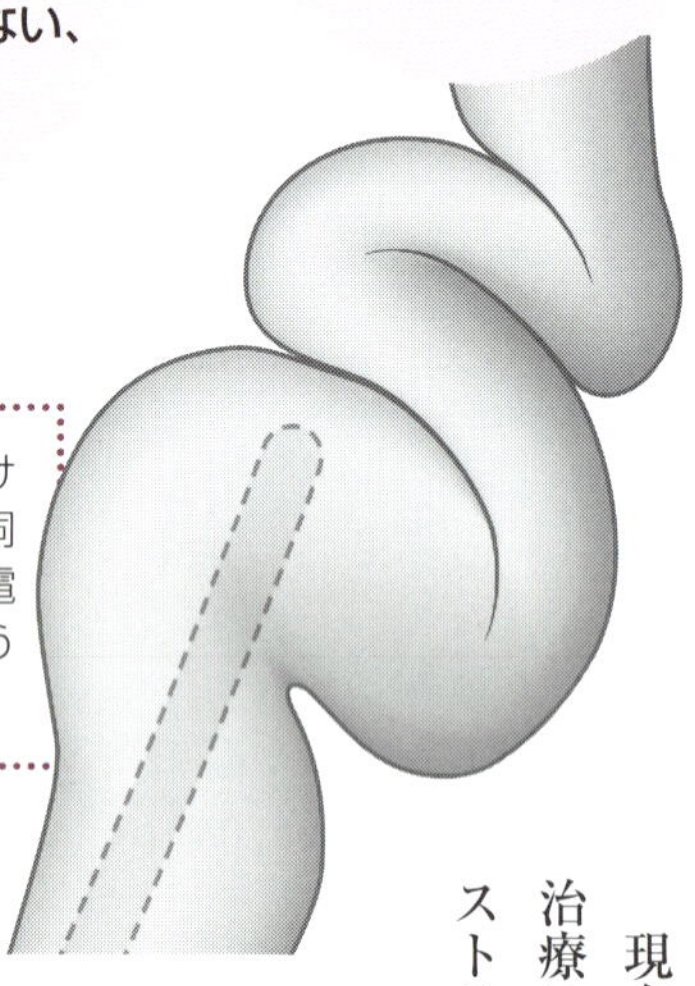

ストリッピング手術を受ける場合も、血管内治療と同様、事前に血液検査・心電図の検査などをおこなう（→26ページ）

ストリッピング手術の実際

逆流が起きている大もととなっている大伏在静脈を、深部静脈との合流部からひざ下まで、引き抜きます。

TLA麻酔なら日帰りストリッピング手術も可能

TLA 麻酔による局所麻酔なら手術後すぐに歩けるため、日帰りでの治療をおこなっている医療機関もある

手術当日

手術自体は１時間以内に終わりますが、下半身や全身に麻酔をかけておこなう場合は、２〜３日の入院が必要です。

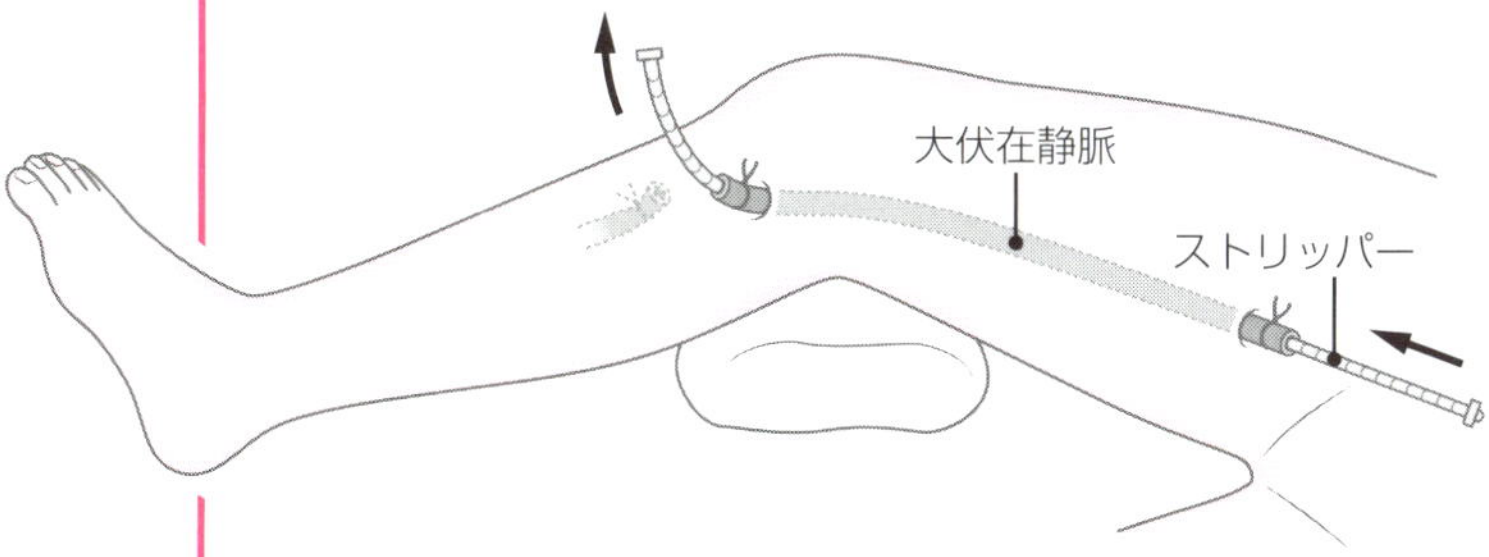

麻酔（腰椎《ようつい》麻酔／全身麻酔／局所麻酔など）

↓

足のつけ根とひざ下の2ヵ所を2〜3cm ほど切開する

↓

静脈内に細いワイヤー（ストリッパーという器具）を挿し入れ、もう一方の側から引き出す

↓

静脈と挿入したワイヤーを糸で強く結ぶ

↓

ワイヤーを強く引っ張ると、結びつけられた静脈がいっしょに引き抜かれる

↓

足を手で強く圧迫し、出血が止まったら、切開した傷を縫合。足に包帯を巻いて終了

伏在静脈のそばを走る神経が傷つき、感覚が鈍る神経障害が起きることがあるが、ひざ下3分の2以上の大伏在静脈を残すことで、ある程度防げる

手術後の経過の目安

手術後の診察・経過観察のタイミングは、レーザー治療の場合と同様（→31ページ）。生活面での注意点も、基本的には同じです。

5日〜1週間後　切開した傷が痛むため鎮痛剤を服用。太ももに皮下出血（赤紫のあざ）ができる

↓

3週間後　あざが消えてくる

↓

1ヵ月後　弾性ストッキングの着用終了

↓

1年後　神経障害が起きた場合でも、通常はほとんど気にならない程度まで回復する

硬化療法

軽症の静脈瘤なら注射による治療が可能

網目状やクモの巣状など、軽症タイプの下肢静脈瘤は、レーザー治療や高周波治療の対象にはなりませんが、硬化療法で治療することは可能です。

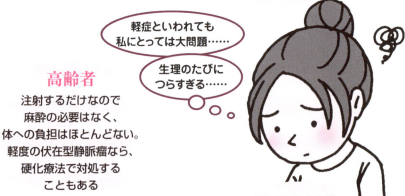

硬化療法が向く人

小さな静脈瘤であれば、薬剤を注入して血管をふさいでしまう硬化療法で治療できます。健康保険も適用されます。

軽症タイプの下肢静脈瘤

側枝型、網目状、クモの巣状など。
血管内治療の対象とならない
軽症タイプの下肢静脈瘤

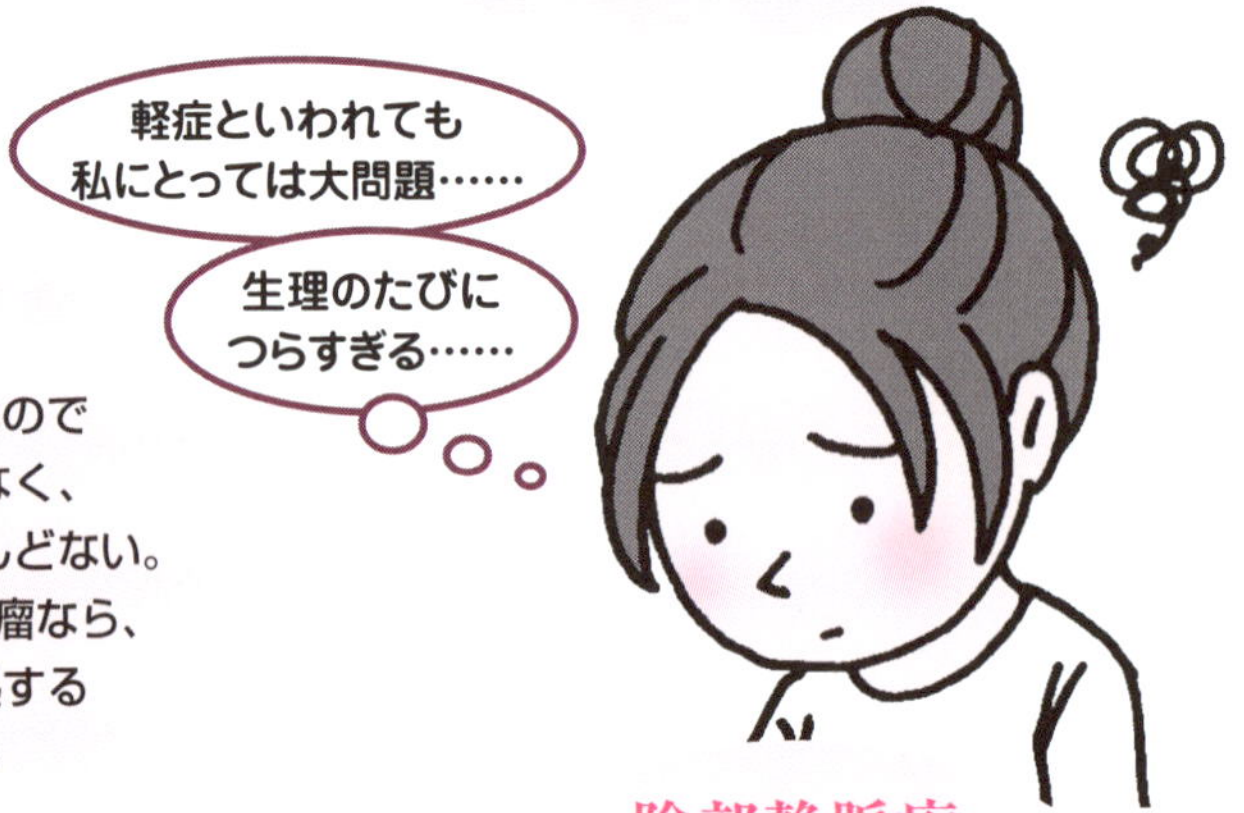

軽症といわれても
私にとっては大問題……
生理のたびに
つらすぎる……

高齢者

注射するだけなので
麻酔の必要はなく、
体への負担はほとんどない。
軽度の伏在型静脈瘤なら、
硬化療法で対処する
こともある

陰部静脈瘤

女性の内また～太ももの裏側に
できる静脈瘤（→ 23、69 ページ）。
見た目より症状が強いが、
硬化療法で劇的に症状が
改善する

再発した人

以前に受けた治療のあと、
再び静脈瘤ができた場合
（→36 ページ）

きれいになるまでには少し時間がかかる

硬化療法は近年、フォーム硬化療法ともいわれます。効果を高めるために空気を混ぜた泡（フォーム）状の薬剤を使うためです。

血管の内表面には血液が固まらないようにする内皮があります。硬化剤を注入すると、この内皮が傷つき、血液が固まって血管がふさがります。このとき、血管は硬くなりしこりとして触れます。

また、炎症が起きるので皮膚に茶色の色がつきます（色素沈着）。半年ぐらいでしこりは自然に吸収され、色素沈着も一～二年で徐々にきれいになりますが、すっかりきれいになるまでには、しばらく時間がかかります。

硬化療法の実際

ほかの治療法と同様に、初診後、治療日を決めて実施されます。治療する血管の範囲が広い場合は、数回に分けて治療することもあります。

治療する静脈に針を刺す（通常3～4ヵ所）
↓
硬化剤を静脈内に注入する
↓
圧迫する（3～4週間）

治療当日

治療は 10 分程度で終了します。

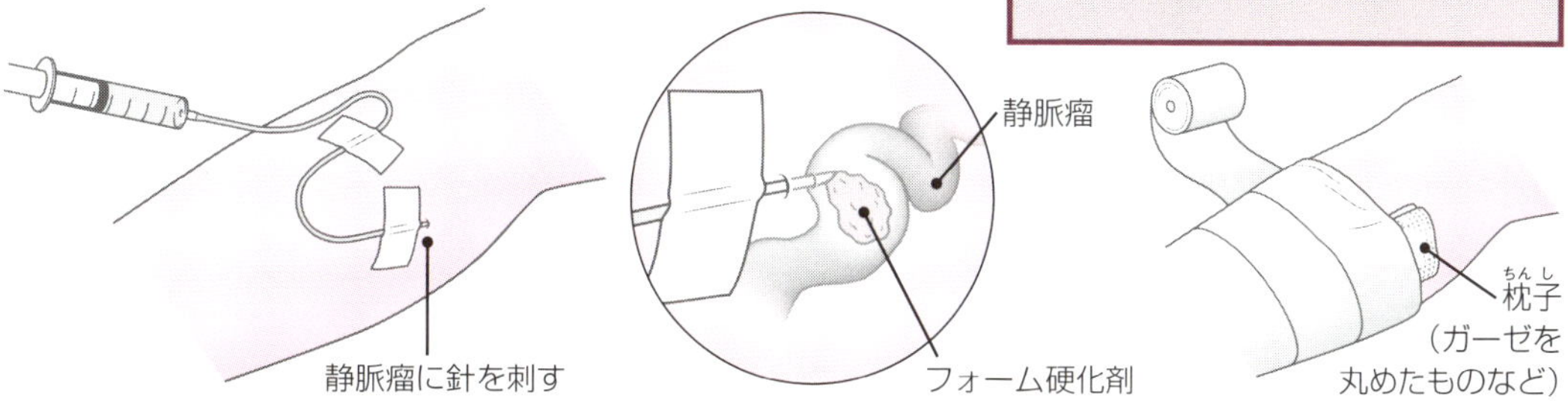
静脈瘤に針を刺す
静脈瘤
フォーム硬化剤
枕子《ちんし》
（ガーゼを丸めたものなど）

治療後の経過の目安

注射するだけなので、治療翌日の診察は不要です。生活上の制限はまったくありません。静脈瘤が一時的に硬くなるのは効果の現れですので、心配はありません。

直後　注入したところが赤黒くなる（皮下出血）
↓
1～2週間後　皮下出血は自然に消え、静脈瘤が硬くなって少し痛む。静脈に沿って茶色い色がつく（色素沈着）
↓
1ヵ月後　静脈瘤がコリコリとしこりになる。治療後の診察を受けて効果を確認
↓
6ヵ月後　しこりは小さくなるが、色素沈着はまだ残る。最後の診察と検査を受ける
↓
1～2年後　色素沈着が消えてくる

圧迫は３週間続ける

当日　枕子＋包帯（または弾性ストッキング）
↓
2日後　枕子をはずして弾性ストッキングのみ24 時間着用
↓
5日後　弾性ストッキングは日中のみ
↓
3週間後　弾性ストッキングの着用終了

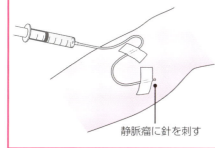

再発時の治療

最新治療なら再発は少ない。再治療も可能

治療後、また下肢静脈瘤ができる可能性は皆無とはいえません。ただし、現在、受けることのできる最新治療なら、治療前のような状態になる心配はまずありません。

再発を防ぐためには生活の見直しも必要

治療を受けたあと、また静脈瘤ができてしまうことがあります。これを再発といいます。たとえ再発しても治療することは可能ですが、できることなら初回から、再発リスクの低い治療法を受けておくのがよいでしょう。

また、下肢静脈瘤のなりやすさは、体質や生活スタイルの問題が大きく影響しています（→66ページ）。とくに比較的若い年齢で重い静脈瘤を発症した人、立ち仕事をしている時間が極端に長い人は再発リスクが高めと考えられます。新たな静脈瘤をつくらないためにも、生活スタイルを見直すことも必要です。

再発しにくいレーザー治療

どんな治療法も、年月とともに再発する人が増えます。

しかし、最新の血管内治療なら、治療から５年たっても90％以上が再発を起こさず、よい状態を保てます。

▼治療から5年後の治療成功率（再発のない人の割合）

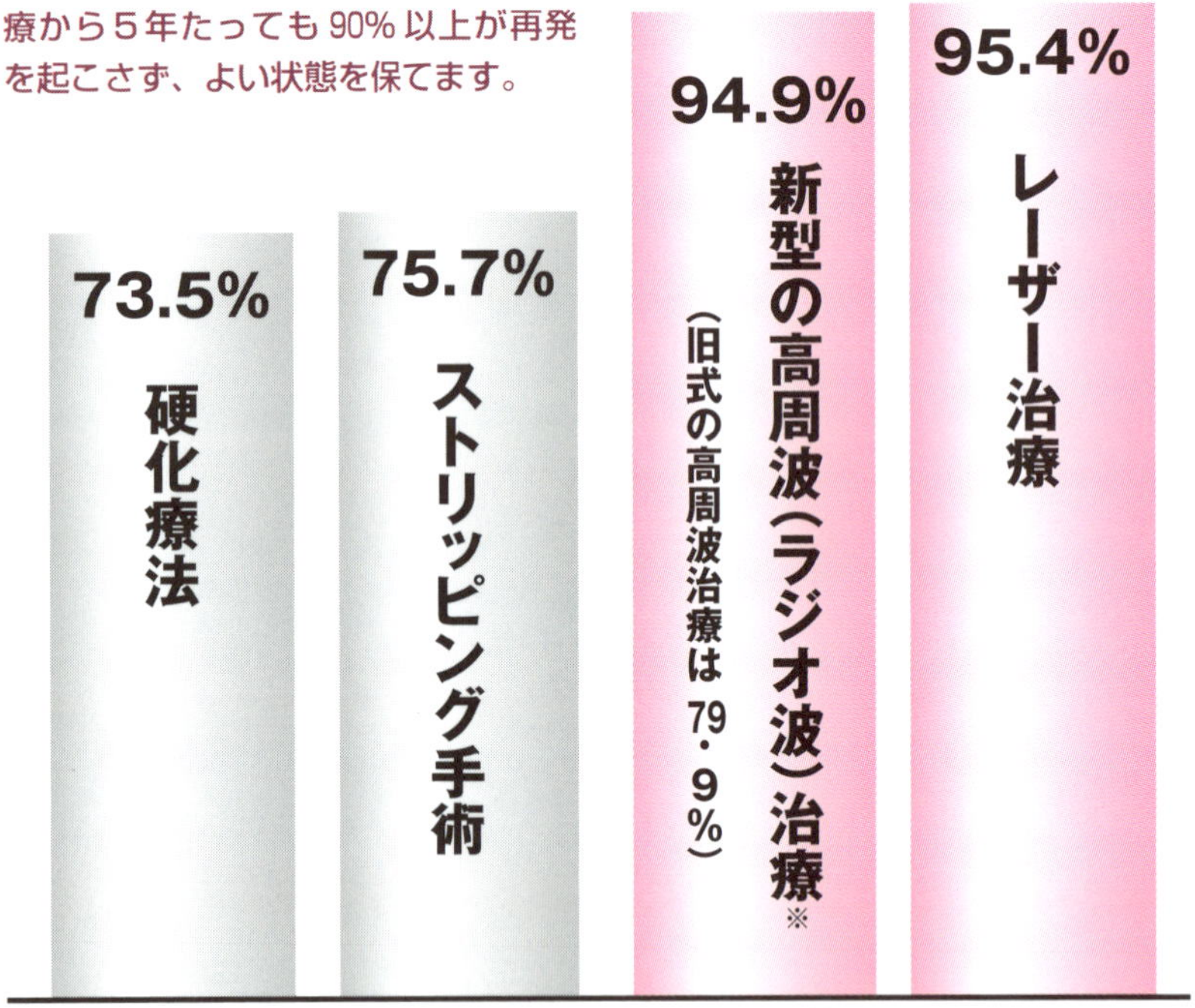
73.5%
硬化療法
75.7%
ストリッピング手術
94.9%
新型の高周波（ラジオ波）治療※
（旧式の高周波治療は79.9%）
95.4%
レーザー治療

（※は日本で保険適用された機種のデータ。Proebstle TM et al.: Br J Surg 2015による
その他のデータはvan den Bos R et al.: J Vasc Surg 2008による）

再発のパターンと対応法

治療後に再び下肢静脈瘤が現れるパターンは３つに分けられます。再発の状態をみながら、改めてどう対処していくか考えていきましょう。

初回の治療が不適切だった

通常は手術の対象となる進行した大きめの静脈瘤に硬化療法をおこなった場合や、治療すべき血管が残っていた場合

新たな静脈瘤が発症した

きちんと治療がおこなわれていたが、治療したところとは別の静脈に新たな静脈瘤が発症した場合

超音波検査

静脈瘤の状態を再確認したうえで、対応を検討する

重症なら血管内治療

残った伏在静脈に再発した場合など、ある程度進行した再発は、血管内治療をおこなう

大半は硬化療法で対応可能

軽度～中程度の再発なら、硬化療法で治療できる

様子をみてもよい

症状がなければ、とくに治療しなくてもよい

血管を「縛る」方法で手術をした

1990年代頃までさかんにおこなわれていた高位結紮術は、当時としては「最新の治療」だったが、再発率が高い。10年間でおよそ半数は再発する

高位結紮術

足のつけ根で伏在静脈を縛り、深部静脈から血液が流れ込まないようにする方法

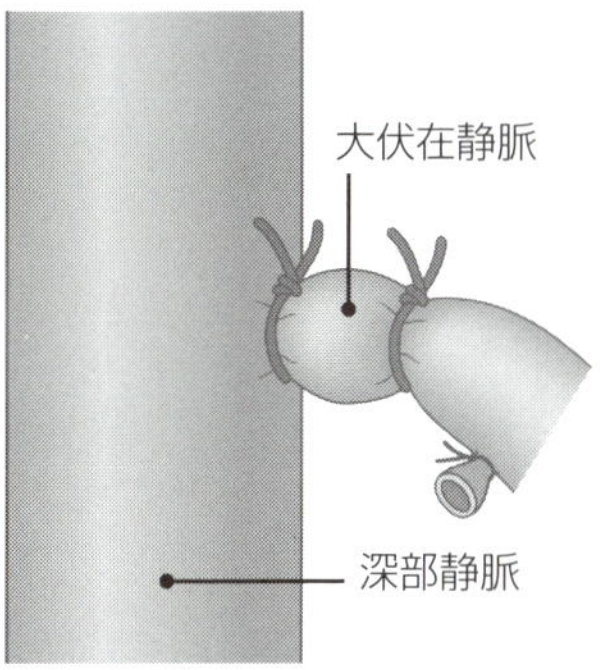

治療の合併症

治療後の合併症のリスクは低いがゼロではない

下肢静脈瘤の治療はどれも基本的に安全です。しかし、百パーセント安全ということはなく、まれに合併症が起こることがあります。

深部静脈血栓症

治療によって組織が傷つくと血液が固まりやすくなるうえ、安静を保っているとその傾向がさらに強まります。

足の奥にある深部静脈に血のかたまり（血栓）ができることを深部静脈血栓症といいます。流れ出した血栓が肺の血管をふさぎ、肺血栓塞栓症（→45 ページ）を起こすことがあります。

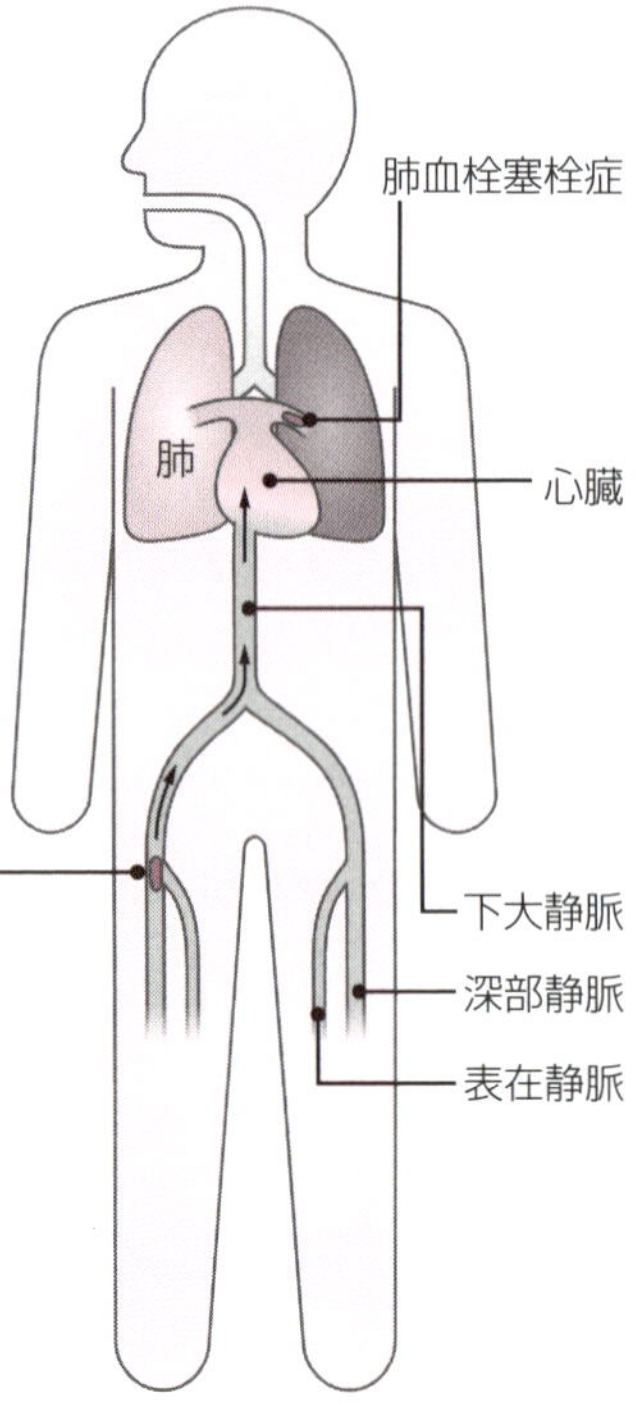

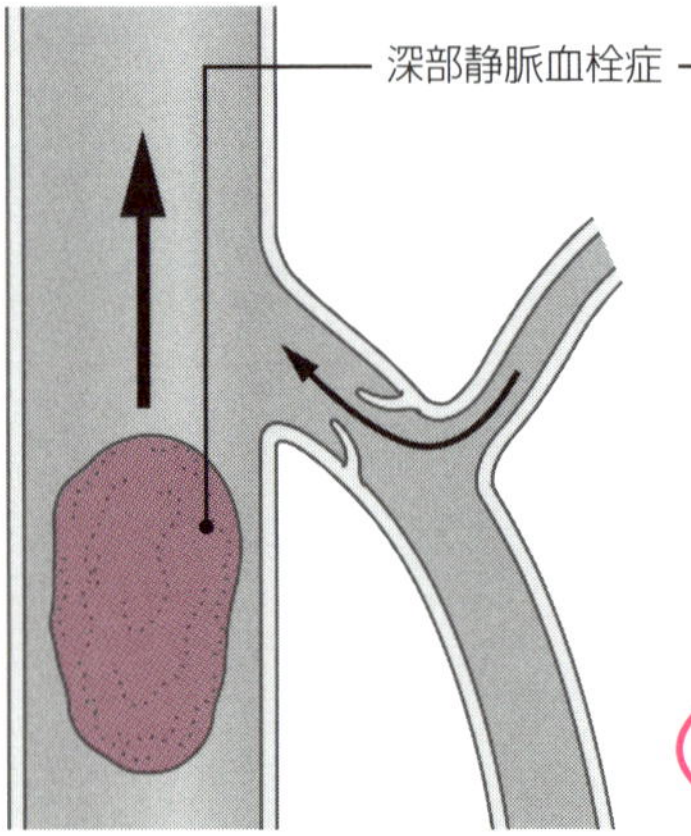

肺血栓塞栓症を起こした場合は、1〜2週間入院して血栓を溶かす治療を受ける必要がある

まれにできる深部静脈瘤の血栓

血管内治療、手術や硬化療法などの治療に伴って合併症が生じる危険性があります。

なかでも深部静脈血栓症は、入院治療が必要になることもある重大な合併症です。ただし、確率は1000〜2000人に１人とごくわずかです。

持病などの影響で治療できないことも

「下肢静脈瘤を完治させたい」と希望しても、だれもが治療を受けられるわけではない。合併症が起きるリスクが高いと判断される場合には、治療はおこなえないこともある

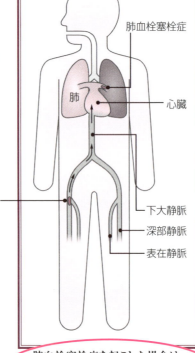

根本治療はむずかしい人

下肢静脈瘤そのものは命を脅かすおそれはないのに、その治療によって深刻な事態が起きてしまうのでは本末転倒です。合併症を起こすリスクが高ければ治療は受けられません。

血栓症を患ったことがある

深部静脈血栓症や肺血栓塞栓症（エコノミークラス症候群）を患ったことがある人は、新たな血栓ができるおそれが高く、根本治療はすすめられません。

⇒下肢静脈瘤の治療は弾性ストッキングの着用や生活習慣の改善のみ

現在、ホルモン剤・ステロイド剤を服用中

ホルモン補充療法を受けている間や、避妊薬（低用量ピル）を使っている人、がんの治療でホルモン剤を使用している人、ステロイド剤を服用している人は、血栓ができやすいため治療は控えます。ステロイド剤でも塗り薬なら問題はありません。

薬の服用を一時的に中止すれば治療は可能。下肢静脈瘤の治療を優先したい場合には主治医と相談を

妊娠中の人

下肢静脈瘤の発症・悪化が多くみられる時期ですが、妊娠中は薬が使えないので、出産までは根本的な治療は受けられません。

⇒妊娠中は弾性ストッキングを履く

治療がかえって深刻な事態をまねいてしまうことも

下肢静脈瘤に対する治療は、どれも安全性が高いものです。治療によって合併症が生じるおそれはわずかです。

とはいえ、まったく体への負担がないともいえません。健康な状態であれば問題なくても体の状態や服薬している薬の種類によっては、治療を受けることで深部静脈血栓症などの合併症が生じるリスクが高まることがあります。

下肢静脈瘤は、そうしたリスクをおかしてまで治療しなければならない病気ではありません。持病がある人などは、治療前の慎重な判断が必要です。

COLUMN

瞬間接着剤で治す「グルー治療」とは？

進化が続く血管内治療、「焼かない治療」も登場

従来の焼く治療（ＴＴ）ではない、焼かない治療「ＮＴＮＴ治療」の実用化が進んでいます。レーザーや高周波のかわりに瞬間接着剤（グルー）を用いる「グルー治療」が、日本でも、二〇一九年に保険適用となりました。血管内に入れたカテーテルから接着剤を入れ、血管壁をふさいでしまうのです。接着剤は永遠に残るわけではなく、ゆっくりと分解されていきます。

「焼かない」ことのメリットは、ＴＬＡ麻酔の必要がなく、神経障害を起こす危険性がない点です。カテーテルを入れるために小さな孔を開ける以外は、ほとんど体を傷つけることなく静脈瘤のある血管をふさぐことができます。

一ヵ所の局所麻酔だけでよく、すぐに日常生活に戻れます。術後に弾性ストッキングを履く必要がなく、長期成績も良好です。ただし、血管の状態によっては治療が難しいこともあります。また、グルーのアレルギーが起こる可能性もあるため、瞬間接着剤（アロンアルファ）にアレルギーがある人は避けたほうがよいでしょう。

▼血管内治療の進化

焼く治療
(TT=Thermal & Tumescent)
レーザーあるいは高周波が発する熱（Thermal）を利用する。血管外に影響が及ばないようにTLA 麻酔が必要

↓

焼かない治療
(NTNT=Non-Thermal & Non-Tumescent)
熱を用いないため TLA 麻酔が必要ない。神経障害を起こすリスクはなく、術後の圧迫療法も不要

2

いつ受診する？ どこを受診する？

レーザー治療など、最新の日帰り治療の登場で、
下肢静脈瘤は「手軽に治せる病気」になってきました。
一方で「早く治療しなければ深刻な事態になる」などと
不安をあおる声もきかれます。
どんなときに、どこで、どんな治療を受ければよいのか――
間違いのない選択をするための知識が必要です。

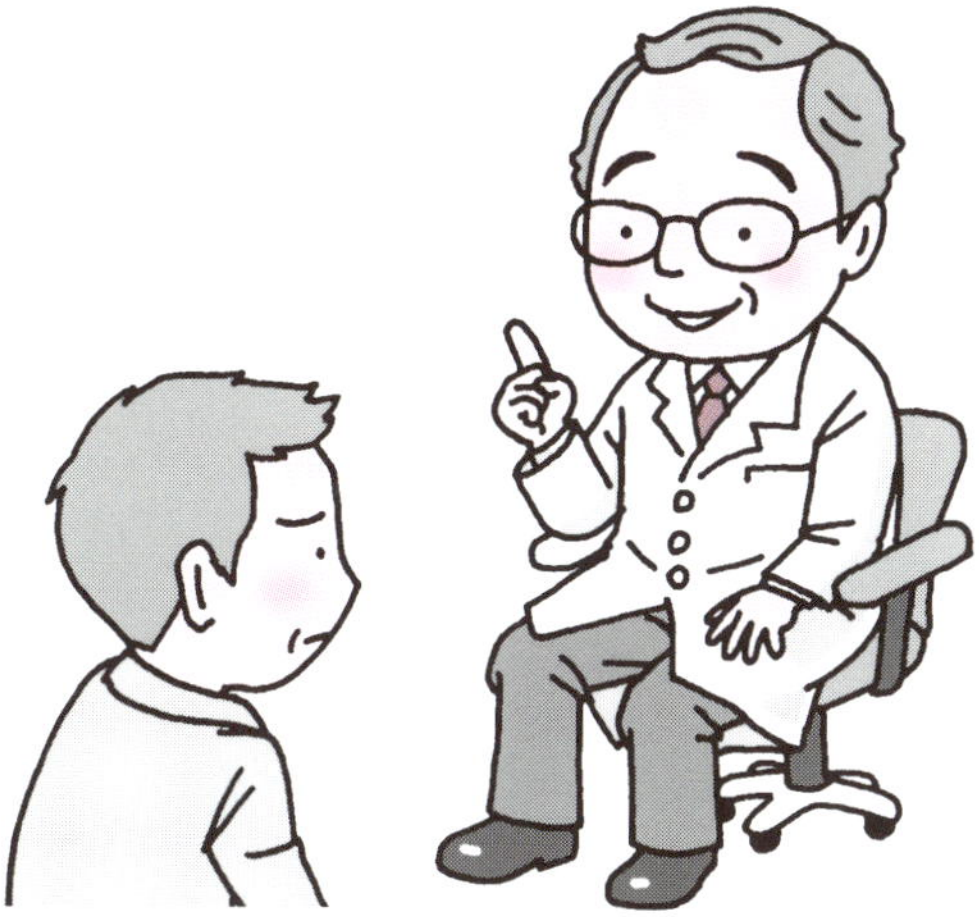

受診のタイミング

不安だったり困っていたりするなら受診しよう!

たいていの病気は、早期発見・早期治療が完治の決め手とされます。この点、下肢静脈瘤は少々事情が異なります。いつどのように対処していくか、患者さん自身の決断が求められます。

困っているときがベストのタイミング

「もはや手遅れでは」などという心配も、逆に「この程度で受診してもよいのか」という心配も無用です。なにか症状があって困っているとき、不安があるときに受診するのがベストのタイミングです。

自然には治らない

一度発生した下肢静脈瘤が、自然に治ることはありません。季節や体調などによってよくなったり、悪くなったりすることはありますが、壊れた弁や、血管にできたコブ状の変化が完全にもとに戻ることはありません。

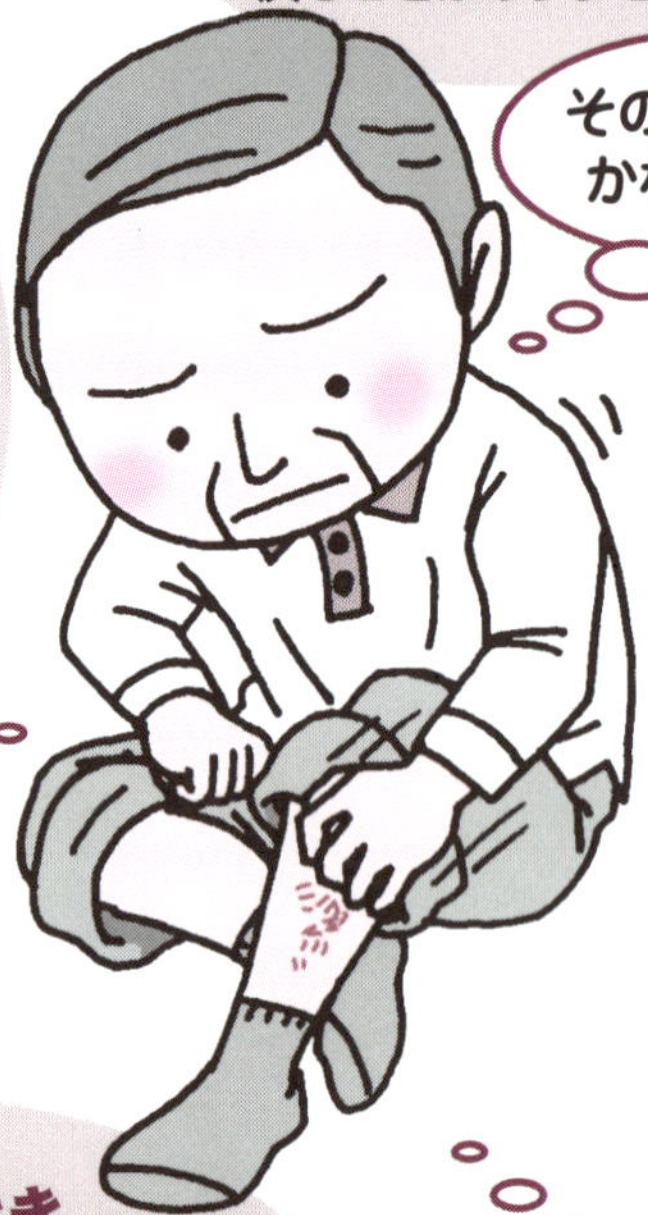
そのうち治るかなあ……
No!
一刻も早く治療しなくちゃダメ?
No!
どうしよう……受診してみようかな……
Yes!

命の危険はないからあわてなくても大丈夫

静脈瘤が急に悪化して不快な症状が出ることがあります。しかし、命にかかわる事態が起きているわけではないので、あわてて受診する必要はありません。

不安なとき、困ったときが受診の好機

下肢静脈瘤は、さまざまな不快な症状を引き起こすことがあります（→70ページ）。なにか症状があって困っているときや、血管の状態の変化に不安を覚えたときは、がまんせずに受診しましょう。原因を確かめるだけで、悩みが解消されることもあります。

受診＝治療の開始とは限らない

「治療を受ける」と決めてからでなければ、受診する意味はないなどと考えている人もいるかもしれませんが、そんなことはありません。

受診のいちばんのメリットは、自分の病状を正しく把握できることです。今後の対応は、現状を知ったあとで決めればよいのです。

自分の静脈瘤のタイプと程度を知る

- 静脈瘤が、どの静脈に発生しているのか
- 静脈瘤のタイプのどれに当てはまるか
- どの程度、進行した状態なのか

症状と静脈瘤の関連を確かめる

- 気になる症状はあるか
- その症状は、静脈瘤が原因で起きているのか
- 静脈瘤を治療すれば、症状が改善・解消されるのか
- 静脈瘤とは無関係に起きているとすれば、どんな原因が考えられるか

「これから」の選択肢がなにかを知る

- 治療を受けるかどうか
- 治療を受けるとすれば、いつ、どんな治療を受けるか
- 治療しなければどうなるのか。どんな対応で悪化を防げるか

医師の説明をよく聞き、よく考えて自分の判断で対応を決める

「悩み」を解消するための第一歩

下肢静脈瘤がもたらす悩みは人によって違います。「なにも症状がないから気にしていない」ということであれば、あえて受診を急ぐ必要はありません。

しかし、「これからどうなってしまうのだろう」という不安をかかえていたり、足のむくみやだるさ、皮膚の変化など「静脈瘤と関係あるのではないだろうか」と思える症状があったり、「素足が出せない」などというコンプレックスをかかえていたりするのであれば、一度、受診してみるとよいでしょう。

幸い、下肢静脈瘤を専門に扱う医療機関は増えています。長年の悩みを解消する手段はあるのですから、これを利用しない手はありません。

本当に治療は必要か？

よくある「おどし」を真に受けない

本来、下肢静脈瘤は自分で対処のしかたを決められる病気なのですが、「放っておいてはダメ」という話を聞くことも多いでしょう。本当なのでしょうか？

主な問題は2つだけ

下肢静脈瘤がもたらす問題は主に2つです。命にかかわる問題ではありませんが、生活の質を大きく損なう要因になっているなら治療したほうがよいでしょう。

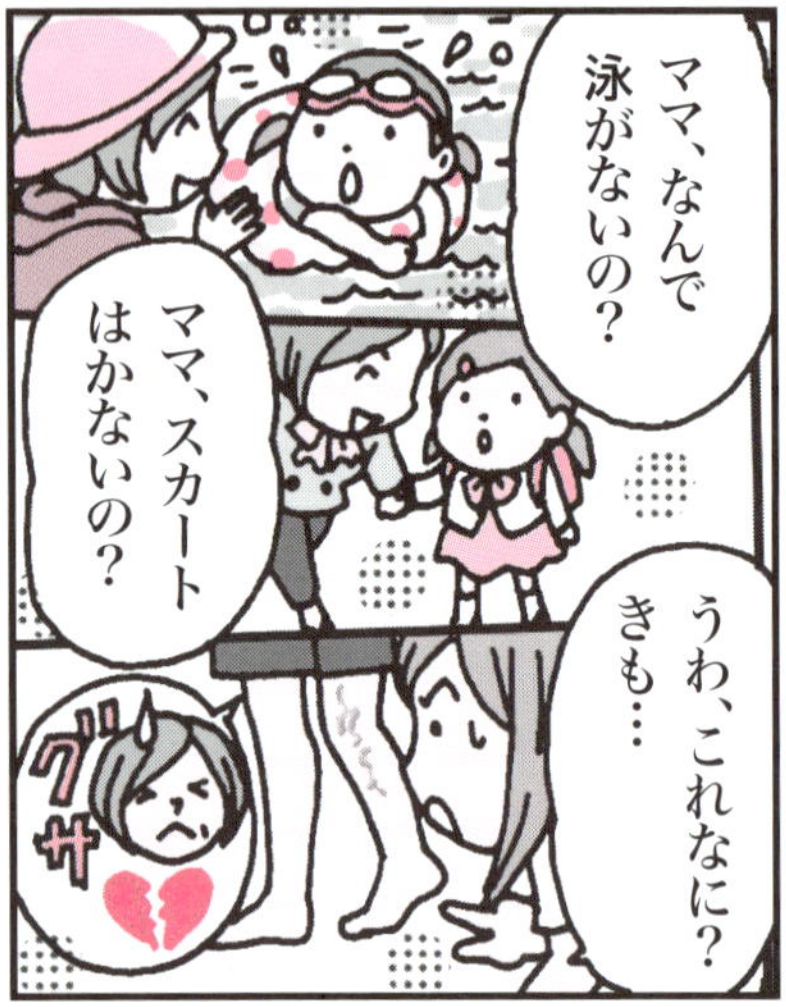

ママ、なんで泳がないの？
ママ、スカートはかないの？
うわ、これなに？きも…
グサ

長年、見た目に苦しんでいる患者さんは多い

見た目の悩み

ボコボコと浮き出た血管はもちろん、細かい血管が網の目やクモの巣のように透けて見える状態でも、人目を気にして生活全般に影響があるようなら治療を考えましょう。

不快な症状があってつらい

下肢静脈瘤が原因で、足のむくみやだるさ、皮膚の変化などが起きます（→70ページ）。関連が明らかなら、下肢静脈瘤を治療することで、症状の改善が期待できます。

冷静に判断するためには正しい知識が必要

浮き出た血管を見て、「破れてしまうのではないか」「血液がよどんで固まってしまわないか」などと、心配になることがあるでしょう。

受診することでそうした不安が解消されればよいのですが、困ったことに、患者さんの不安な気持ちをあおって、本来ならば治療を必要としない状態の人にまで、治療をすすめる医療機関があります（→56ページ）。

下肢静脈瘤にまつわる「怖い話」の大半は、「おどし」といってもよいものです。今後の対応について冷静に判断するためには、正しい知識をもっておくことが必要です。

心配しなくて大丈夫！

下肢静脈瘤によって「命にかかわるような深刻な事態」が生じる危険性はありません。もちろん手遅れになることもありません。

足が腐って切断しないとならなくなるかも……

「壊疽《えそ》」と「潰瘍《かいよう》」は別のもの。潰瘍が起きることもまれ

下肢静脈瘤が進行すると、皮膚に「潰瘍」ができることがあります。ただし、ここまで進むことは非常にまれで、たとえできても足を切断することなく治せます（→71ページ）。

足の切断が必要になるのは「壊疽」で、その多くは糖尿病で血糖コントロールが悪い場合に起きるもの。下肢静脈瘤とは無関係です。

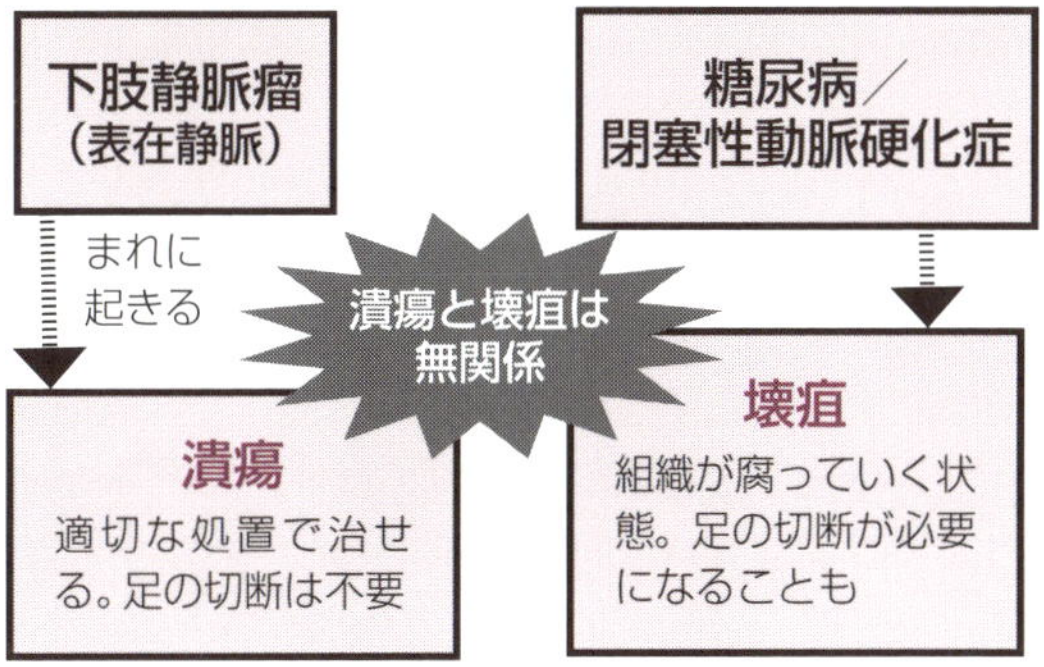

コブが大きくなると破裂して大出血を起こすかも……

静脈はめったなことで破れない

下肢静脈瘤が自然に破裂することはありません。強く打ったりすれば、細い血管が切れて内出血することはありますが、それは静脈瘤があってもなくても同じです。

血栓が飛んで死んでしまうかも……

危険な血栓症の直接の原因にはならない

下肢静脈瘤のコブの中に血栓ができても、その血栓が流れ出てほかの血管を詰まらせるおそれはありません。一方、足の深部静脈内にできる血栓（深部静脈血栓症）は、肺血栓塞栓症を引き起こすことがあります（→38ページ）。

下肢静脈瘤があると肺血栓塞栓症が少しだけ起きやすくなるとされますが、下肢静脈瘤の治療の合併症として、肺血栓塞栓症が起きることもあります。

血栓予防だけを目的に下肢静脈瘤を治療する必要はないといえます。

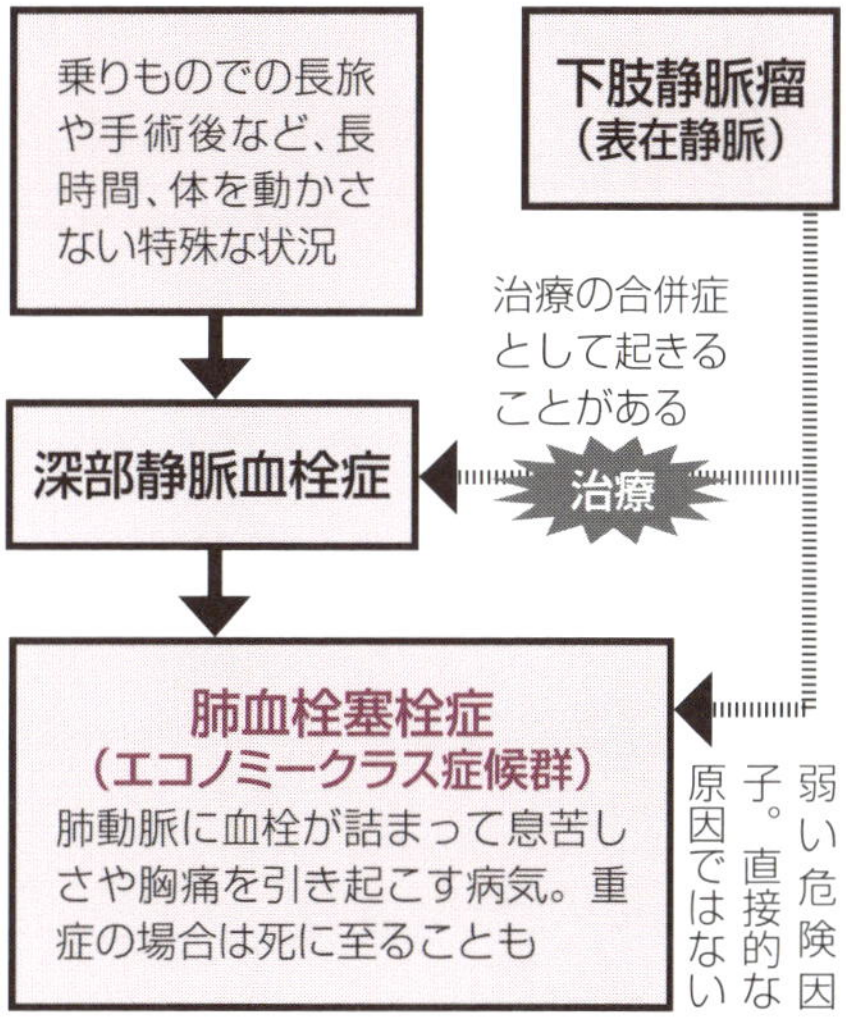

治療の選択①

根本的に治すなら治療を受ける

受診は必ずしも治療の始まりではありません。しかし、治療を受けることでしか悩みを解消できないこともあります。最良の選択をするための考え方を確かめておきましょう。

これからどうする?

対応を自分で決めてよい病気といわれても、なにを基準に判断すればよいか迷うこともあるでしょう。自分の状態に当てはめて、おおよその方針を決めておきましょう。

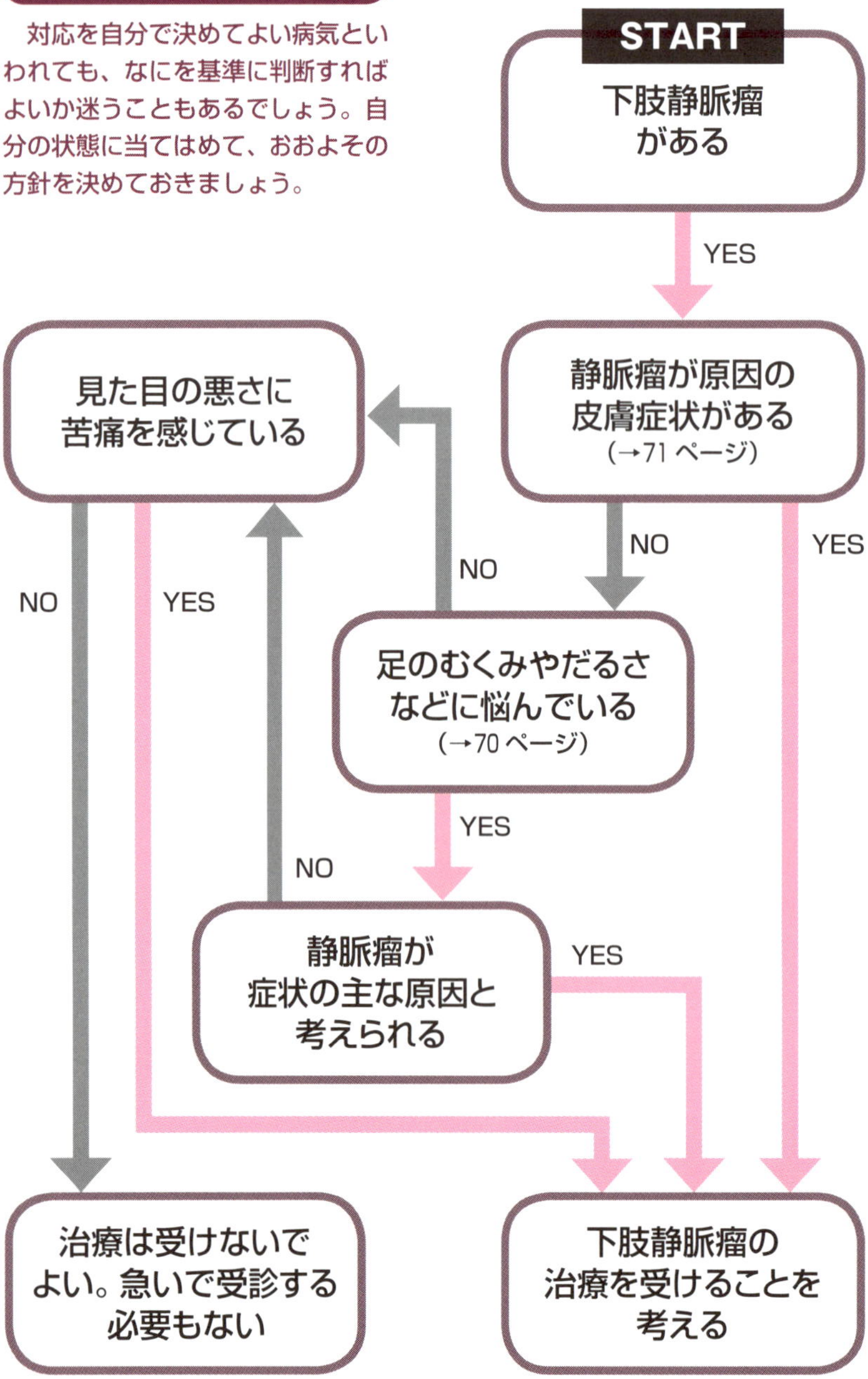

START
下肢静脈瘤がある
YES
静脈瘤が原因の皮膚症状がある
(→71 ページ)
NO
YES
足のむくみやだるさなどに悩んでいる
(→70 ページ)
NO
YES
見た目の悪さに苦痛を感じている
NO
YES
静脈瘤が症状の主な原因と考えられる
NO
YES
治療は受けないでよい。急いで受診する必要もない
下肢静脈瘤の治療を受けることを考える

すべての下肢静脈瘤は保険診療で治せる

「治療を受けよう」と決めたら、次なるテーマは「どんな方法で治すか」ということです。現在は、どのタイプの下肢静脈瘤でも保険診療で治療可能です。

標準的な治療をおこなった場合のおおよその自己負担額（お茶の水血管外科クリニックの場合）。このほか、初診時には、初診料＋超音波検査の費用がかかる（３割負担で約 2700 円）

下肢静脈瘤のタイプ	治療法	治療費の目安（保険診療の場合）		
		3割負担の場合	2割負担の場合	1割負担の場合
伏在型静脈瘤	レーザー治療・高周波治療・ストリッピング手術（いずれも片足）	約4万5000円	約3万円	約1万5000円
伏在型静脈瘤	グルー治療（片足）	約5万5000円	約3万6000円	約1万8000円
軽症タイプ（側枝型・網目状・クモの巣状静脈瘤）	硬化療法（片足）	約1万5000円	約1万円	約5000円

（2023 年 4 月現在）

治療するかどうかは患者さんの気持ちしだい

下肢静脈瘤は、基本的には自分で対応を決めてよい病気です。静脈瘤が原因で起きる皮膚症状（うっ滞性皮膚炎）がある場合は、早めに治療したほうがよいですが、あとは患者さんの気持ちしだいです。

伏在型静脈瘤に伴って現れる足のむくみやだるさなどの不快な症状は、セルフケアである程度改善できます。しかし、下肢静脈瘤そのものを治療しないかぎり症状が出やすい状態は続きます。つらい症状に悩んでいるなら、静脈瘤の治療を受けましょう。見た目の問題で悩みがある場合も、静脈瘤の治療を検討してください。

ひと昔前にくらべ治療法は進歩し、どのようなタイプの静脈瘤でも、大きな負担なく日帰りで治療できる時代になっています。がまんする必要はありません。

治療の選択②

「治療しない」という選択肢もある

皮膚症状が現れているなど、よほどの重症例でないかぎり医師が無理に治療をすすめることはありません。患者さん自身が「このままでよい」と思うなら、それでもかまいません。

「治療しない」理由は人それぞれ

受診はしたけれど、結局、治療は受けていないという人も少なくありません。

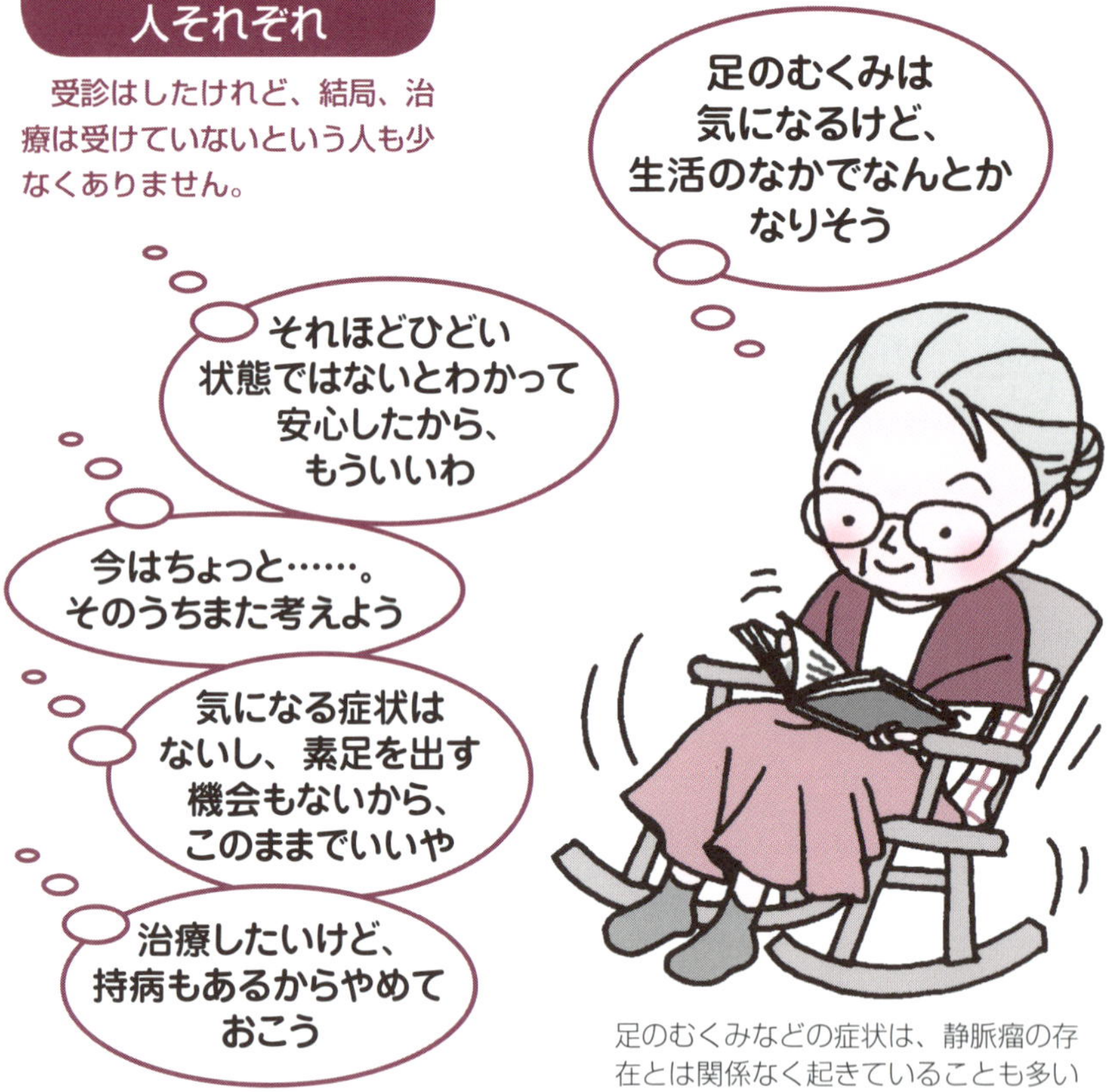
足のむくみは
気になるけど、
生活のなかでなんとか
なりそう
それほどひどい
状態ではないとわかって
安心したから、
もういいわ
今はちょっと……。
そのうちまた考えよう
気になる症状は
ないし、素足を出す
機会もないから、
このままでいいや
治療したいけど、
持病もあるからやめて
おこう

足のむくみなどの症状は、静脈瘤の存在とは関係なく起きていることも多い

今、困っていないのなら治療する必要はない

下肢静脈瘤は、軽症タイプを含めれば成人の約半数にみられます（→62ページ）。血管が目立ちはじめ、「なんだか不安」ということで受診する人が多いのですが、とくに症状がなければ、「治療しない」というのも一つの選択肢です。血管のふくらみが大きくなっていても、血栓ができたり破裂したりする心配はありません。今、困っていることがないのなら、治療する必要はないのです。

症状がある場合も、必ずしも静脈瘤が原因とはかぎりません。別に症状の原因があるようなら、やはり静脈瘤を治療する必要はありません。

治療しなくてもできることはある

治療しない、あるいは持病などがあって静脈瘤の治療は受けにくいという場合でも、「症状は軽くしたい」と思っているなら、できることはあります。

足のむくみや、だるさなどの症状が気になっている

弾性ストッキングを使ってみる

足を適度に締めつける効果のある弾性ストッキングを着用すると、足に血液がたまりにくくなり、下肢静脈瘤の症状なら改善する（→82〜85 ページ）

生活全般を見直してみる

不快な症状は、足に血液がたまることで生じる。姿勢や運動、体操などの生活習慣の改善で、下肢静脈瘤の症状は改善できる（→第４章）

状態に変化があったら、対応のしかたを再検討する

下肢静脈瘤は、年齢が高くなるにつれ、徐々に血管のコブや蛇行が目立っていく傾向があります。

今は「治療はしない」と決めても状況が変わり、「治療したい」という気持ちになった場合は、その時点で改めて受診し、治療に向けて再検討しましょう。

こんなときに……

ますます目立つようになって、見た目が気になるようになった

不快な症状が現れてきた／ひどくなってきた

静脈瘤があるところの皮膚がカサカサしてきたり、茶色くなってきたりした

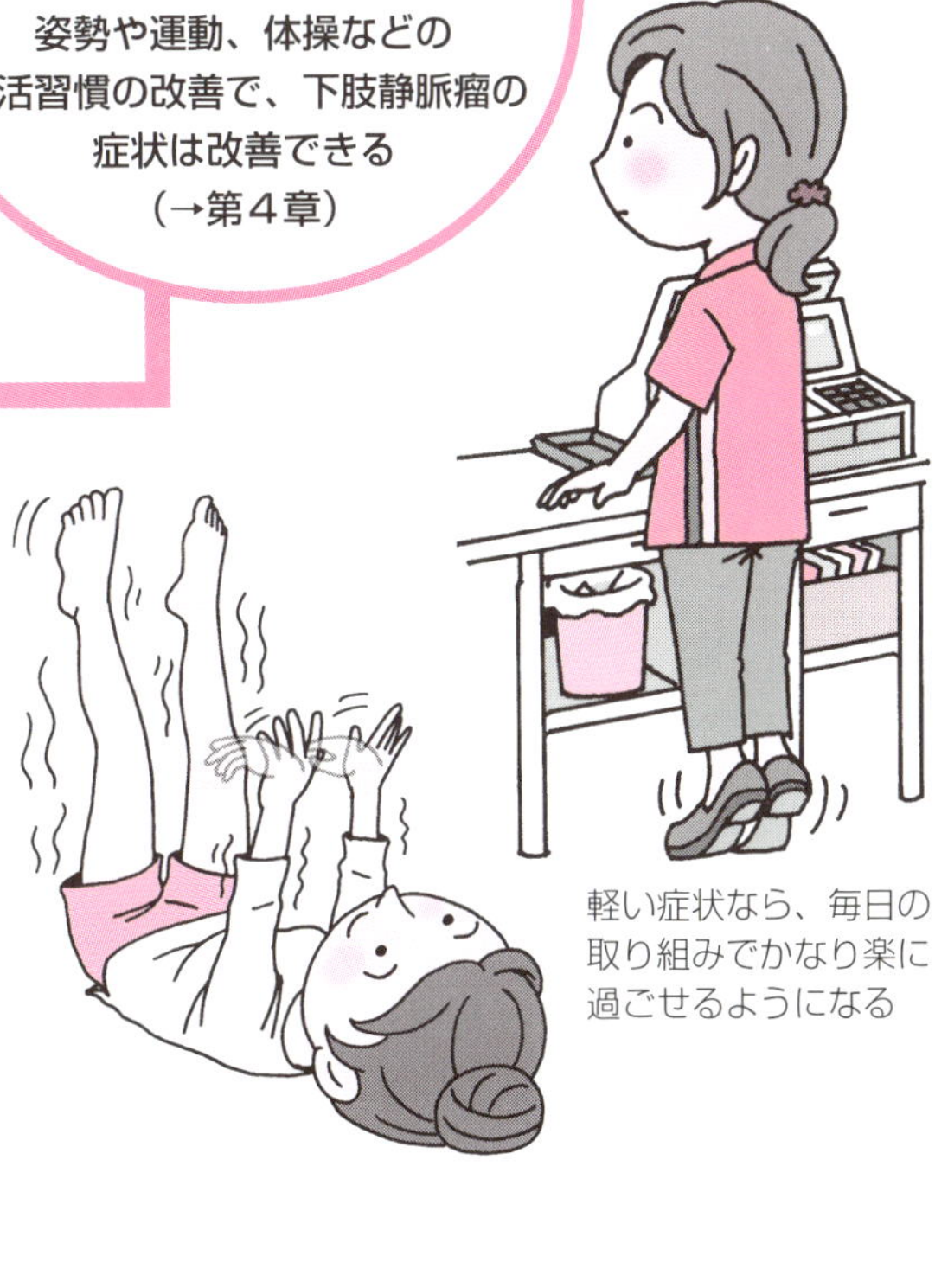

軽い症状なら、毎日の取り組みでかなり楽に過ごせるようになる

治療の選択③

「弾性ストッキング」は必ずしも必要ではない

「だんせいストッキング」と聞いて「男性ストッキング!?」と誤解する人もいますが、男性ではなく「弾性」です。下肢静脈瘤の治療に使用される特殊なストッキングです。

弾性ストッキングの基礎知識

下肢静脈瘤の程度が軽い人や、根本的な治療を希望しない人は、受診先でしばしば弾性ストッキングの着用をすすめられます。いったい、どんなものなのでしょう？

なぜ使用をすすめられる？

足を適度に締めつけることで血液が足にたまるのを防ぎ、むくみなどの症状を減らす効果が期待できるからです（→82ページ）。

普通のストッキングとなにが違う？

特殊な編み方により弾力性を高めているため、普通のものにくらべて足に高い圧力がかかります。ハイソックス、ストッキングなどタイプはいろいろ。圧力の高さも製品によっていろいろです（→83ページ）。

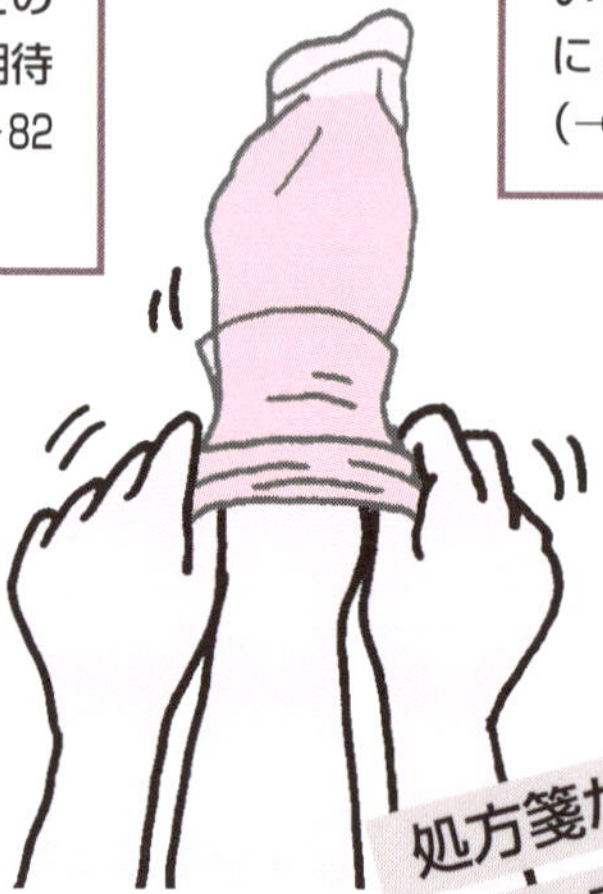

とくに医療用のものは、硬くて履きにくい。医療機関によっては「弾性ストッキング・コンダクター」という資格をもつ人が、選び方や履き方などを指導している

履いていれば静脈瘤が治る？

症状は改善しますが、残念ながら治りません。履き続けていても、ふくらんだ血管が戻ったり、弁の故障が治ったりすることはありません。

処方箋がないと買えない？保険適用はある？

医療用のストッキングは、病状に合ったものを医師に選んでもらって購入するのが原則ですが、処方箋は不要です。

1足3000～5000円くらいしますが、下肢静脈瘤の場合、保険適用はないため全額自己負担になります。

必要な人はいる。必要な時期もある

すべての患者さんが使用する必要はありません。必要な人、必要なときだけ使えばよいものです。

静脈瘤の治療を受けたあと1ヵ月間くらい

うっ滞性皮膚炎（→71ページ）がある人が治療を待つ間

家族の介護などで一時的に足の負担が増す時期

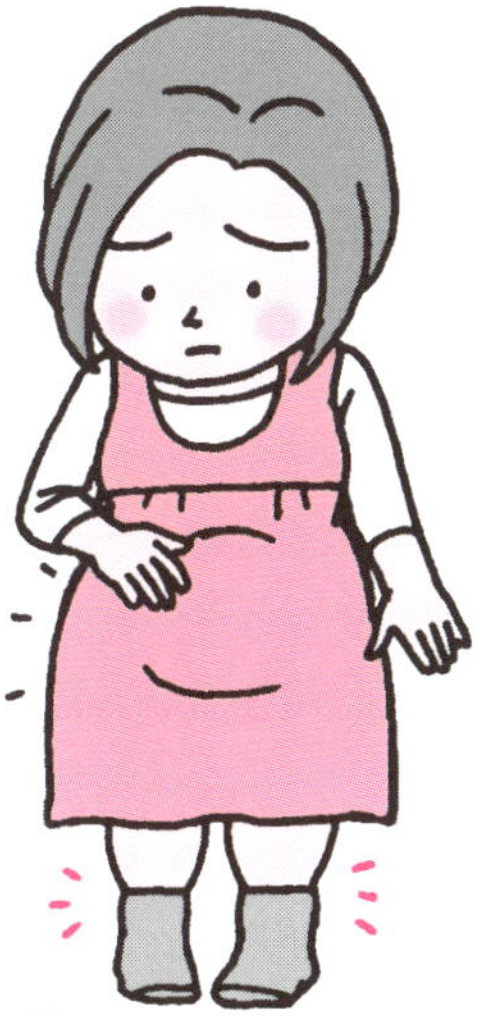

妊娠中に静脈瘤が出てきた人は出産後半年まで

症状はあるが、静脈瘤の治療はできない、あるいは望まない人

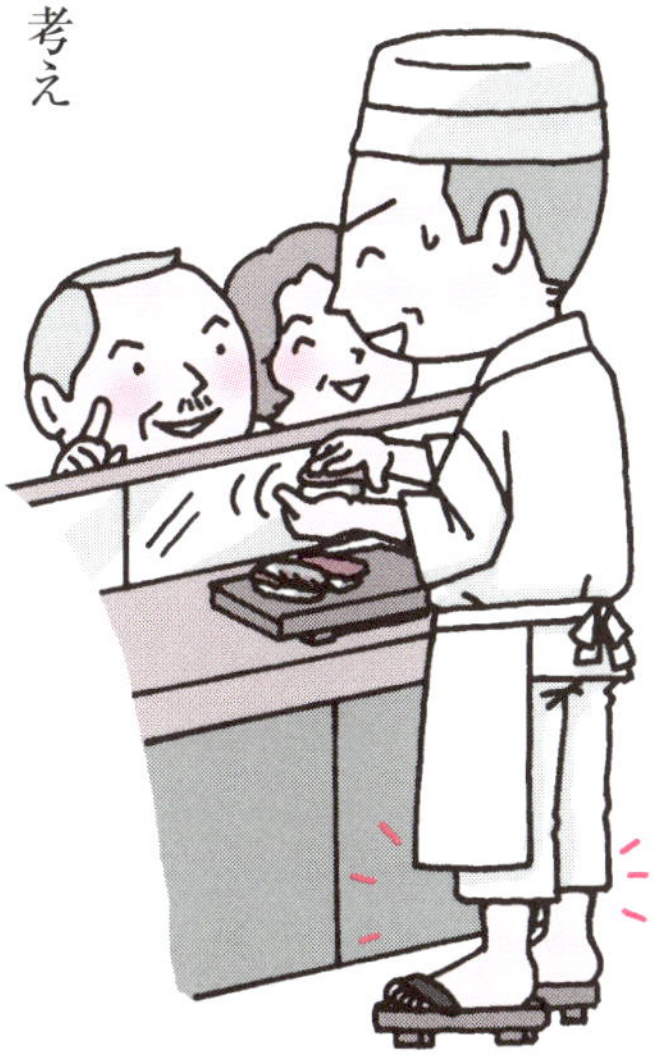

立ち仕事が多い人は仕事中ずっと

症状がある人、立ち仕事の人向き

弾性ストッキングは、症状の改善を目的に使うものです。むくみなどの不快な症状があれば、試してみるとよいでしょう。

「下肢静脈瘤なら弾性ストッキングを履いていたほうがよい」「治療しないなら履くべきだ」と考える人は少なくありませんが、履き続けたからといって、それだけで静脈瘤そのものが消えていくわけではありません。とくに症状がなければ、硬くて履きにくい弾性ストッキングを履き続ける必要はないのです。

ただし、調理師や美容師など、立ち仕事が多い人にとっては「必須アイテム」です。静脈瘤の発症・悪化の危険性が高いため、ふだんから履くとよいでしょう（→82ページ）。

受診先選び①

「ついで」ではなく、専門の医師を受診する

ほかの病気の診察時などに「ついでに足のほうも診てもらおう」と思っても、有益なアドバイスは得にくいもの。下肢静脈瘤に詳しい医師にかかるようにしましょう。

「専門外」の医師にありがちな対応

多くの医師にとって、下肢静脈瘤は「命に別状のない病気」。「治療すべきもの」とは考えていない医師も少なくないのが実情です。

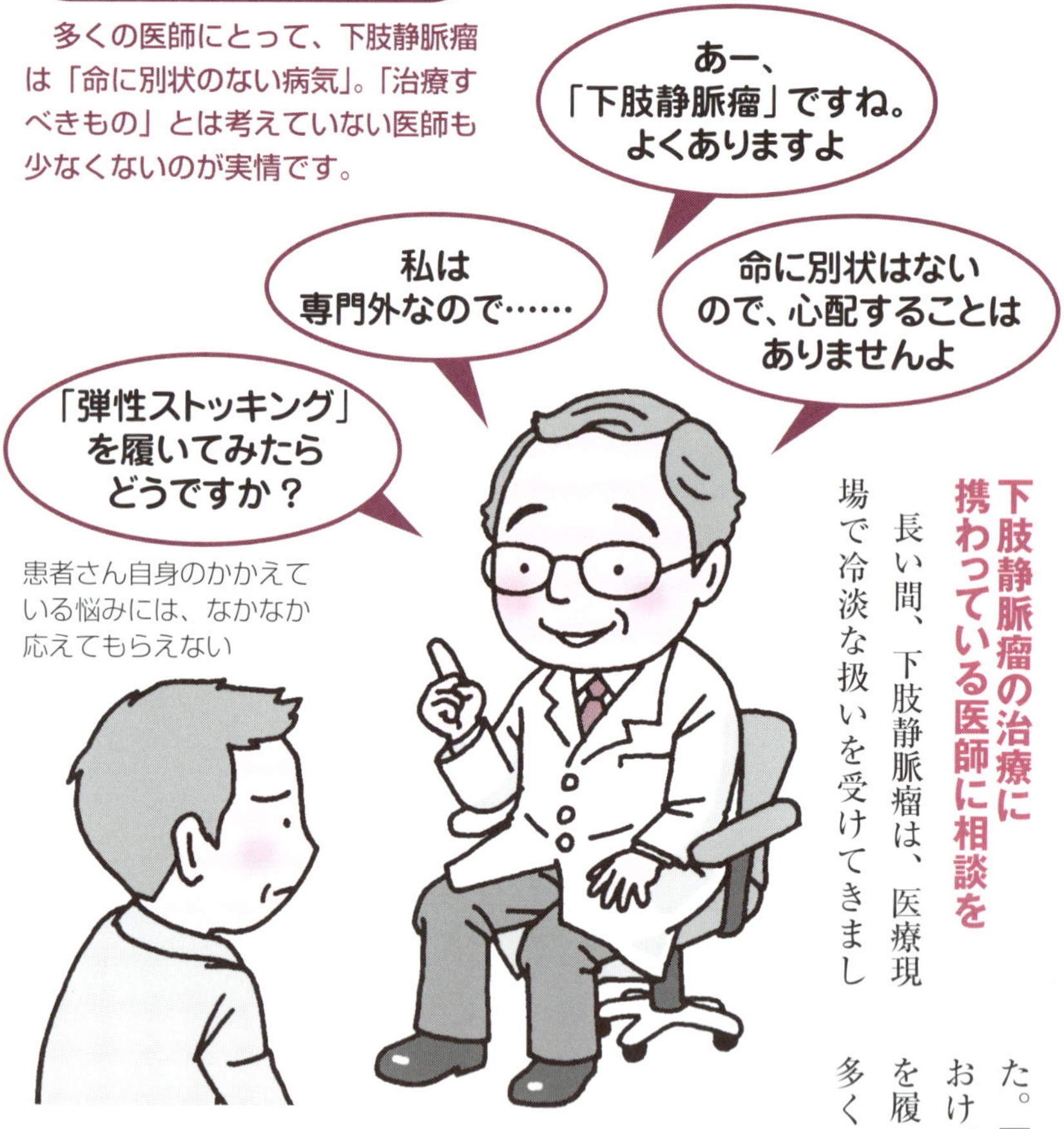
あー、「下肢静脈瘤」ですね。よくありますよ
命に別状はないので、心配することはありませんよ
私は専門外なので……
「弾性ストッキング」を履いてみたらどうですか？
患者さん自身のかかえている悩みには、なかなか応えてもらえない

下肢静脈瘤の治療に携わっている医師に相談を

長い間、下肢静脈瘤は、医療現場で冷淡な扱いを受けてきました。「命に別状はないので放っておけばよい」「弾性ストッキングを履いておけばよい」というのが、多くの医師にとっての常識でした。命にかかわる病気の治療を優先したほうがよいと考えるのは、当然といえば当然のことですが、大きな悩みをかかえている患者さんにとっては、不幸な時代が続いていたのです。

近年、その状況は大きく変わってきています。とはいえ、下肢静脈瘤の治療に携わっていない医師に尋ねても、有益なアドバイスは得にくいものです。下肢静脈瘤を専門とする医師に診てもらいましょう。

「紹介してください」の一言を

「足の血管が、こんなになっていて……」と相談するだけでなく、「どこか、おすすめの医療機関はありますか？」と尋ねてみましょう。「以前にも患者さんを紹介した」「評判を聞いている」などといった情報が得られるかもしれません。必ずしも紹介状を書いてもらう必要はないので、いくつか挙げてもらうと選びやすくなるでしょう。

悩みが解消されないときの「次の手」は?

下肢静脈瘤の診断・治療は、「医師ならだれでもできる」というものではありません。不安・悩みが解消されなければ、ついでの受診で終わらせず、次の手を考えます。

探せばいるはず!? 身近な体験者

悩んでいる人が多い病気だけあって、まわりの人に聞いてみると「知りあいが、○○というところで治療した」などという情報が入ってくることも少なくないようです。実際にかかったことがある人からの感想は参考になります。

インターネットで探してみよう

インターネットを使い、「下肢静脈瘤」という用語で検索してみると、非常に多くの医療機関の広告やホームページが示されます。診療内容などを確認し、直接、問い合わせてみてください。

情報の見方のポイント

■宣伝文句は判断材料にならない

医療機関の広告は、根拠のない表現を使わないよう法律で規制されていますが、ホームページの表記は制限なし。魅力的な宣伝文句が並んでいても、医療機関の質を保証するものではありません。

■不安をあおる表現が多ければ要注意

必要のない治療をすすめたり、高額な自由診療に誘導しようとしたりする医療機関もあるので要注意。

■院長・担当医の個人名で検索してみる

医師の専門や経歴、研究実績などを確認しておくとよいでしょう。

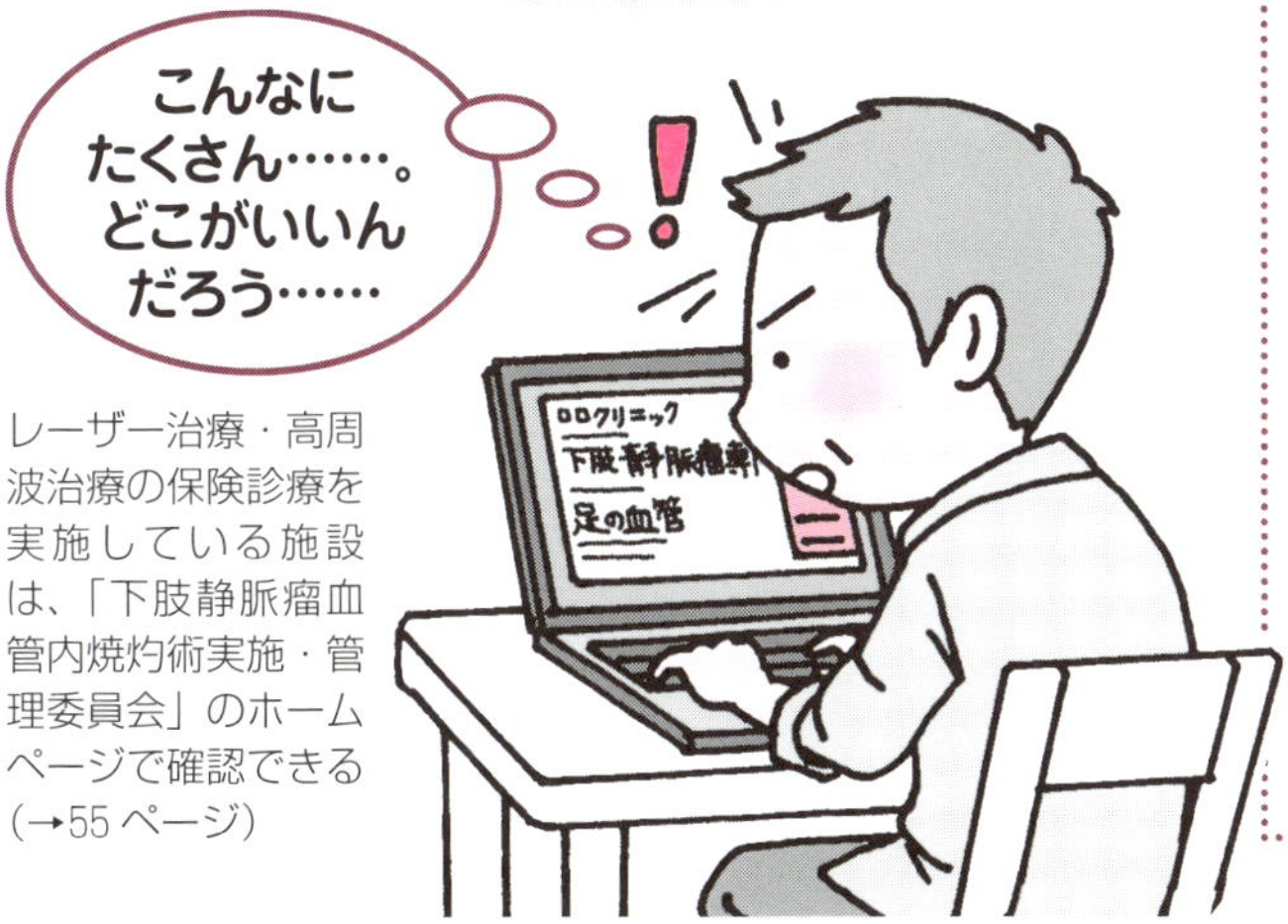
こんなに たくさん……。どこがいいん だろう……
足の血管

レーザー治療・高周波治療の保険診療を実施している施設は、「下肢静脈瘤血管内焼灼術実施・管理委員会」のホームページで確認できる（→55 ページ）

受診先選び②

下肢静脈瘤は「血管外科」で診る病気

レーザー治療の普及とともに、多くの医療機関で下肢静脈瘤の治療が受けられるようになってきています。一方で「どこにかかればよいか」という悩みも生まれています。

治療法の変化で状況が一変

下肢静脈瘤を専門に扱う医療機関が増えてきた背景には、レーザー治療の導入・普及があります。

【1990年代まで】
主に血管外科や心臓血管外科で、手術や硬化療法などがおこなわれてきた。ただし、これらの診療科では動脈の病気に重点が置かれており、下肢静脈瘤の治療に積極的に取り組む医師は少なかった

保険診療でできる「日帰りストリッピング手術」の開始

【2002年】
波長 810nm のレーザーを用いた血管内治療が始まる。保険適用のない自由診療のみであったため、美容外科系の「下肢静脈専門」のクリニックなども現れはじめた

当時のレーザー治療は、痛みや皮下出血などが起きることもあり、血管外科ではストリッピング手術で対応することも多かった

【2011年】
波長 980nm のレーザーによる血管内治療に対し、健康保険の適用が認められる。これを機に、血管外科に限らず、下肢静脈瘤の血管内治療を手がける医療機関が急増

【2014年】
波長 1470nm のレーザー治療と高周波治療が保険適用に。治療による痛みが非常に軽くなり、さらに多くの医療機関で下肢静脈瘤に対する血管内治療の導入が進んでいる

ストリッピング手術から血管内治療への流れが加速している

「専門」の基準はあいまい

下肢静脈瘤は血管に起きる病気ですから、もともとは血管外科の専門領域です。しかし、現在は、一部の皮膚科、形成外科、美容外科などでも診察・治療がおこなわれています。

医療機関の名称で判断できる?　できない

「下肢静脈センター」「○○下肢静脈瘤クリニック」など、具体的な病名をかかげた医療機関も増えていますが、下肢静脈瘤の治療を専門とする医師が診察をおこなっているとはかぎりません。

血管内治療実施施設のリストがあるの?　ある

日本静脈学会など６つの学会がつくる「下肢静脈瘤血管内焼灼術実施・管理委員会」では、一定の基準にしたがってレーザー治療もしくは高周波治療を実施している医師、施設の認定をおこない、リストを公開しています。

■下肢静脈瘤血管内焼灼術実施・管理委員会／実施医・指導医・実施施設一覧
http://www.jevlt.org/ja/application/beadroll.html

「下肢静脈瘤専門医」はいないの?　公式にはいない

特定の分野について専門的な知識と治療経験をもつ医師を、各学会が厳しい基準を設けて「専門医」と認定する制度があります。認定された医師以外、公式な資格として「専門医」を名乗ることはできません。じつは、下肢静脈瘤については、どの学会にもこうした制度がありません。そのため、下肢静脈瘤についての公式な「専門医」はいません。

頼りになるのは紹介・口コミ

レーザー治療や高周波治療は、きわめて高度な医療技術を要するというものではなく、どこで受けても安全性などに大きな違いはないでしょう。ただし、患者さんの状態を正しく診断し、適切な治療法を提案できるかどうかは、医師の経験によって違ってきます。

患者さんの状態・希望によっては「治療しない」ことがベストな対応である場合もあります。「治療に満足した」という話だけでなく、「よく話をきいてくれた」「説明がていねい」などといった点でも評価されている医療機関であれば安心です。リストに並んだ医療機関名や、ホームページだけでは判断できなくても、かかりつけ医や身近な人に聞いてみると、こうした点までわかることもあります。

治療方針を決める前に①

やたらに治療をすすめられたら要注意

下肢静脈瘤の治療を手がける医療機関のなかには、だれに対してもやたらに治療をすすめるところもあるようです。勢いに流されず、冷静に判断することが必要です。

「ちょっと待とう」の4つのサイン

受診した先の医療機関で、必ず治療を受けなければならないというわけではありません。なにか違和感を覚えるようなことがあったら、一度立ち止まってみることも必要です。

□豪華なインテリアや過剰なサービスが目立つ

保険診療の場合、治療費は全国どの医療機関でも同じです。治療には直接関係のないところにお金をかけられるのはなぜか、考えてみたほうがよいでしょう。本来は必要のない治療や高額な自由診療が、資金源になっている可能性があります。

□足をチラッと見ただけで診断が下された

正確な診断を下すためには、詳しい問診や十分な超音波検査が必要です。初診時は、最低でも30分程度は時間がかかるもの。診断が早いから名医というわけではありません。

□治療を受けるよう、強くすすめられた

積極的に治療したほうがよいのは、皮膚症状が現れている場合だけ。たとえ伏在型静脈瘤でも、症状がなければ治療してもしなくてもよいのです。おどすように強く治療をすすめる医療機関には要注意です。

□高額なストッキングの購入をすすめられた

下肢静脈瘤だからといって、必ずしも弾性ストッキングを着用する必要はありません。高額な製品の購入を強くすすめられても言いなりになることはありません。

確認したいポイント

熱心な治療のすすめに、「自分で決める」という原則が揺らぎそうなときこそ、改めて確認しておきたいことが3つあります。

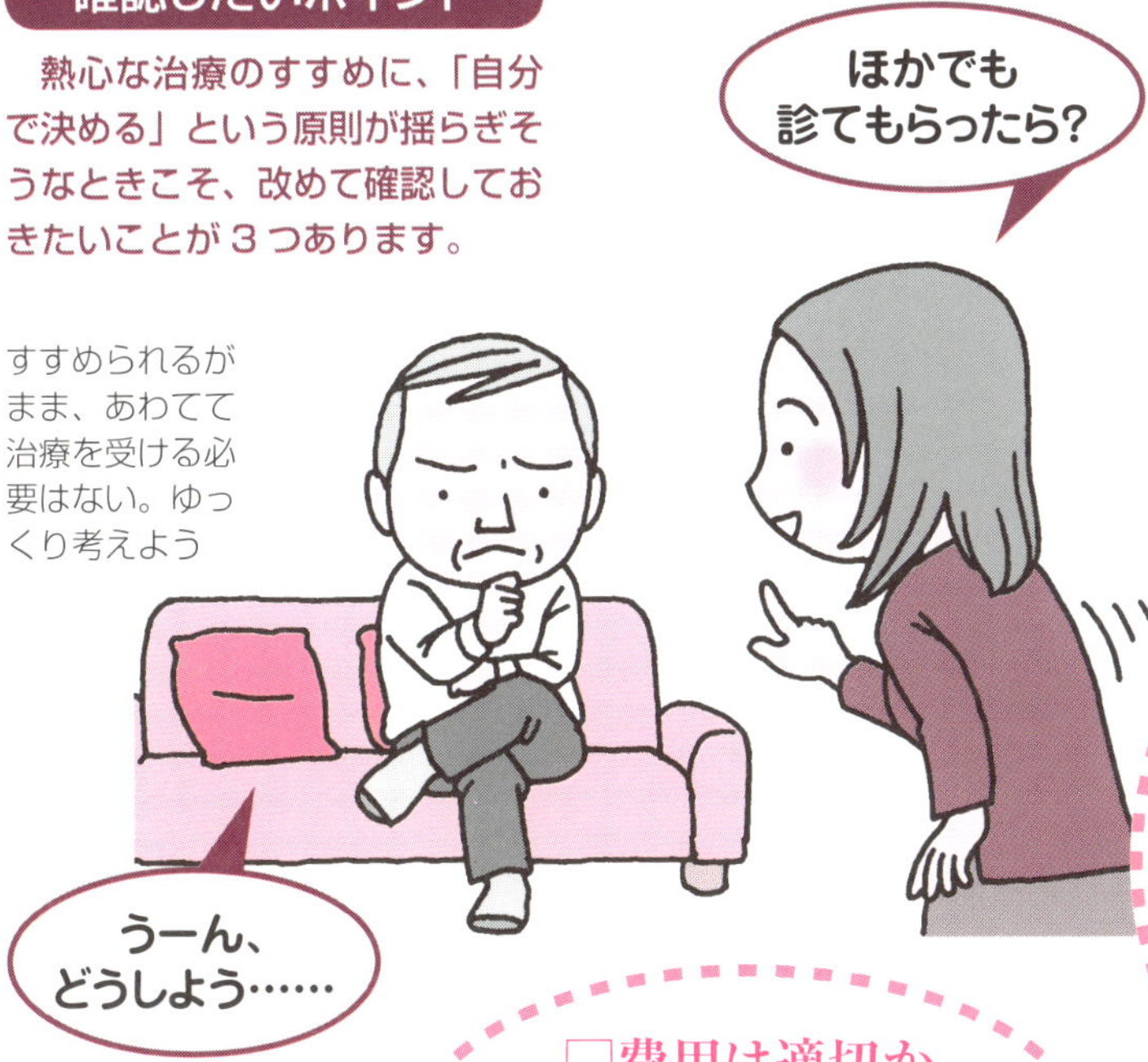
ほかでも
診てもらったら?
すすめられるがまま、あわてて治療を受ける必要はない。ゆっくり考えよう
うーん、
どうしよう……

□本当に治療が必要な状態なのか

症状なし、見た目の悩みなしなら治療は不要

□治療によって「自分の悩み」は解消されるのか

症状に悩んでいる場合は、症状と静脈瘤の関係について説明を求めよう。関係がないのなら、静脈瘤は治っても症状は残る。悩みは解消されないままになる

□費用は適切か

通常、治療費用は47ページに示す程度。保険適用外の治療は基本的に必要ない

症状がなければ治療を急ぐ必要はない

治療方法の進化によって、長年、悩みをかかえてきた患者さんが、治療を受けやすくなったのは、とてもよいことです。

しかし、逆に新たな問題も生じています。特段、治療する必要のない静脈瘤に対しても、レーザー治療・高周波治療が実施される例が増えています。

症状はないものの「なんとなく不安だから」と受診した患者さんに対し、「放っておけばどんどん進む」と、強く治療をすすめる医療機関は、決して少なくないようです。受診先の説明がどうも納得できない、対処法を決めかねているという場合には、別の医療機関をもう一度受診し直すことを考えたほうがよいでしょう。

症状もないのに治療を急ぐ必要はありません。あわてて結論を出すことはありません。

治療方針を決める前に②

高額な自費診療がよりよい治療法？

現時点で最善と考えられる治療が保険診療として受けられる今、あえて保険適用外の治療法を選択する必要はとくにありません。よく考えて決めましょう。

自由診療をすすめられるパターン

保険適用外の治療を受ける場合には、「自由診療」となります。ホームページなどでは「保険診療をおこなっている」と書かれていても、いざ受診してみると「自由診療のほうがよい」と強くすすめる医療機関もあるようです。

保険レーザーより自費レーザー

血管内治療を受けたいという患者さんに、さまざまな理由をつけて「保険レーザーより自費レーザーのほうがよい」と説明されることがあります。

重症なので保険レーザーは適用外ですねえ

静脈が太くなりすぎているので、保険レーザーではむずかしいです

保険レーザーでは、治療後、痛くて歩けませんよ！

自費レーザーのほうが、痛みがずっと少なくてすみます

治療しなければならない血管がいくつもありますから……

保険レーザーでは通院回数が多くなりますよ

費用は数十万円にのぼる

保険適用外の治療を受ける際には、医療機関が独自に設定した費用の全額が患者さんの自己負担となります。治療費はもちろん、検査や診察にかかる医療費もすべて自費になるため、自費レーザーを選択した場合は、百万円近くになることもあります。

高額な分、治療効果も高いのかというと、そうともいえません。保険適用が認められている治療法は、公式の臨床試験をおこなった結果、「現時点で最も安全で治療効果が高い」と認められたものです。

最近では最新のＮＴＮＴ治療（→40ページ）である「グルー（糊）

治療」を自費診療でおこなっているところもあります。しかし、これらは米国FDAで正式に認可を受けた「ベナシール（VenaSeal™）」ではなく、多くはトルコ製の類似製品を使っているので注意が必要です。

保険レーザーが安心・安全

保険レーザーと自費レーザーは、治療に用いるレーザーの波長が異なります。自費レーザーは、保険レーザーより波長が長いからよりよい治療と説明されることがありますが、必ずしもそうとはいえません。

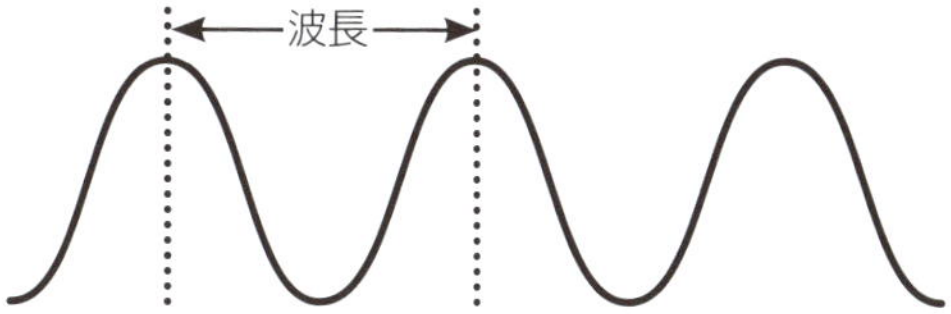

レーザーは均一な波長をもつ光。波と波の間の距離が波長

▼レーザーの波長による違い

波長980nmレーザー
保険適用開始時のもの。
水に吸収されにくく、治療後の痛みが若干みられた

↓

波長1470nmレーザー
現在の保険レーザー。水に吸収されやすく、レーザーをリング状に放射するファイバーを用いることで、痛みや皮下出血が格段に減った

↓

波長2000nmレーザー
自費レーザーで用いられる。
最も水に吸収されやすい

ほどよく水に吸収されるから静脈だけを効率的に焼ける

レーザーは水に吸収されて熱を発するため、ほかの組織より水分の多い静脈の壁を効率的に焼けます。

水への吸収率は高いほどよいというわけではなく、適度なものがよいとされています。それが保険レーザーとして使われている波長1470nmのものです。

クモの巣状静脈瘤に対するレーザー治療

クモの巣状静脈瘤に対する治療は硬化療法が保険適用となっていますが、レーザー治療は保険適用外です。皮膚の外側からレーザーを照射するレーザー治療となります。

硬化療法
（保険適用あり）
症状がある場合。
広い範囲が治療できるが、術後の圧迫が必要

レーザー治療
（自費）
見た目が気になる場合。
複数回の治療が必要だが、術後の圧迫は必要ない

COLUMN

静脈瘤が急激に痛みだしたら！

急に痛くなるのは血栓性静脈炎

下肢静脈瘤で痛みが生じることは少ないのですが、まれに静脈瘤に沿って赤く腫れ、強い痛みが現れることがあります。ふくらんだ血管のなかで血液のかたまりができ、炎症が起きる「血栓性静脈炎」です。

深部静脈にできる血栓と違い、静脈瘤にできた血栓は命にかかわることはありません。しかし、数日間は強く痛みます。鎮痛薬で痛みを抑えながら自然に治るのを待ちます。細菌感染が起きているわけではないので、抗生物質は不要です。

痛みや腫れが非常に強ければ、外来で「血栓除去」の処置をします。局所麻酔をしてから腫れた部分にメスを刺し、そこから血栓を絞り出してしまうのです。麻酔をしてもかなり痛い処置ですが、早めに受ければ急速に痛みはとれ、症状は改善します。

▼血栓性静脈炎の一般的な経過

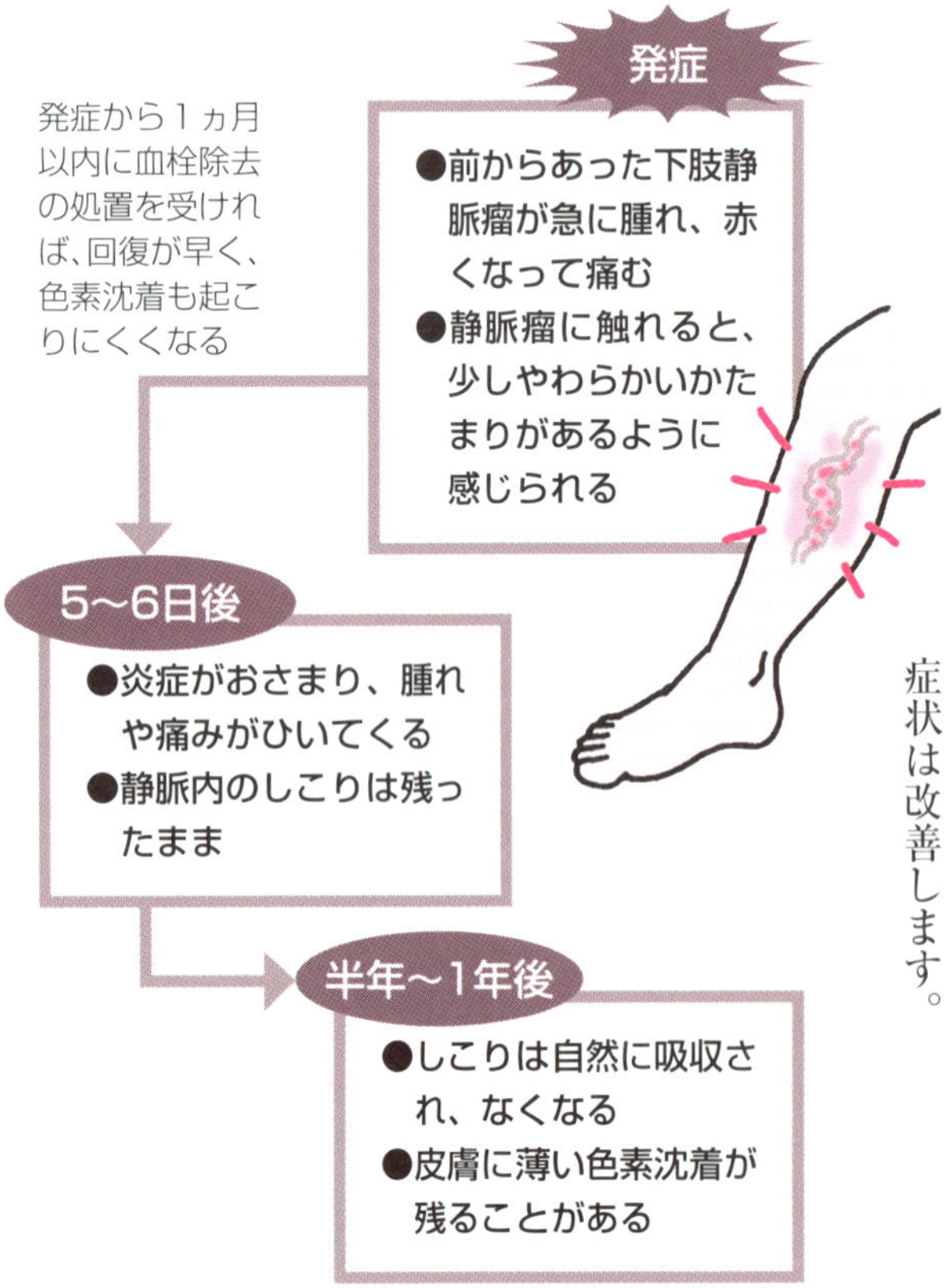

発症
●前からあった下肢静脈瘤が急に腫れ、赤くなって痛む
●静脈瘤に触れると、少しやわらかいかたまりがあるように感じられる
発症から1ヵ月以内に血栓除去の処置を受ければ、回復が早く、色素沈着も起こりにくくなる
5〜6日後
●炎症がおさまり、腫れや痛みがひいてくる
●静脈内のしこりは残ったまま
半年〜1年後
●しこりは自然に吸収され、なくなる
●皮膚に薄い色素沈着が残ることがある

3

知って安心、下肢静脈瘤の正体

下肢静脈瘤とはどんな病気なのか、
改めてみていくことにしましょう。
下肢静脈瘤が起きるしくみや、症状などを
知っておくことで、これからどう対応していくか、
考えやすくなるでしょう。

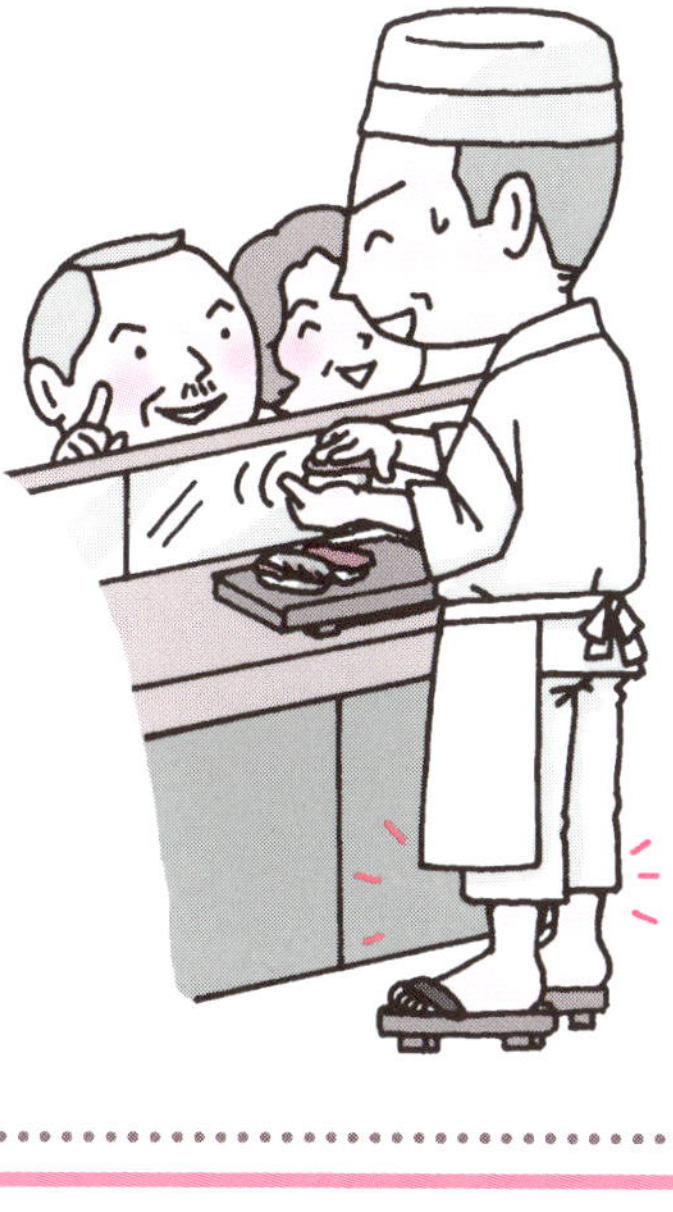

実態

成人の二人に一人は「下肢静脈瘤あり」

下肢静脈瘤は、軽症タイプのものを含めれば成人の約半数にみられるほど多い病気です。ただし、治療の対象になるのは、このうちの一部です。

たしかに「よくあること」

「よくあることだから心配ない」とよくいわれる下肢静脈瘤。実際、程度の差はあれ、多くの人にみられるものであることは、さまざまな調査で明らかになっています。

軽症タイプを含めると……
15歳以上 43%
目立ったコブがある人だけでなく、細い血管がクモの巣のように浮き出て気になる人も含めれば、15歳以上の約４割、成人なら約５割に下肢静脈瘤が認められる

▼下肢静脈瘤がある人の割合
（15歳以上／男女）

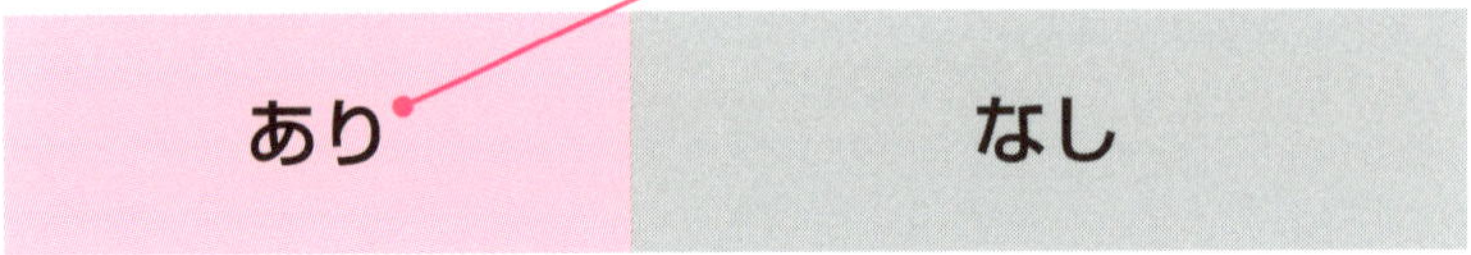

（平井正文ら：脈管学 28：415－420，1988年）

▼とくに目立つ下肢静脈瘤がある人の割合
（40歳以上／男女）

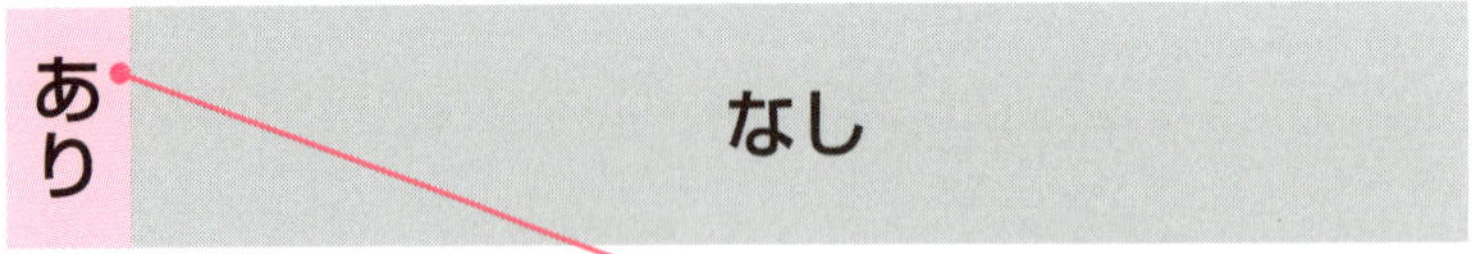

（小西正光ら：西予地区コホート研究，2005年）

治療の対象になる可能性がある人は……
40歳以上 8.6%
「立ち姿勢で足の血管が浮き出て蛇行している」という定義に当てはまる人の割合。伏在型静脈瘤や、側枝型静脈瘤と推測される

高齢の女性なら「ある」のが当たり前!?

下肢静脈瘤は、とくに高齢の女性であれば「あって当たり前」といえるほどよくみられるものです。比較的重いタイプにかぎっても、患者数は日本で約一〇〇〇万人と推測されています。なぜ、こ

女性に多く、年齢とともに増える

下肢静脈瘤に悩まされている人は男性より女性に多く、年を重ねるほど増えていきます。

年齢とともに増加していく

静脈瘤が発生したら、自然には治りません。そのため、年齢が高くなるほど静脈瘤がある人の割合は増えていきます。

▼下肢静脈瘤の割合

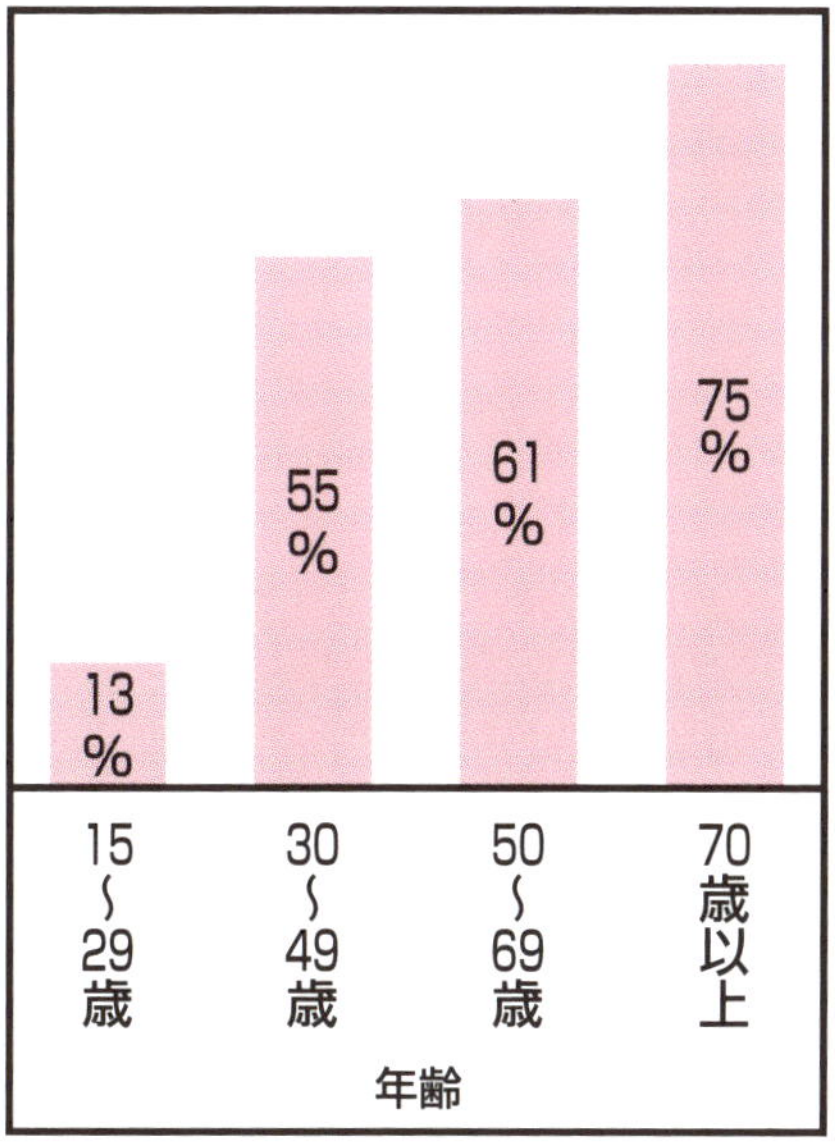

（平井正文ら：脈管学 28：415－420，1988年）

女性は男性の3倍！

40歳以上の人を対象にした調査では、下肢静脈瘤がある女性の割合は、男性の約3倍にのぼります。

▼目立った下肢静脈瘤がある人

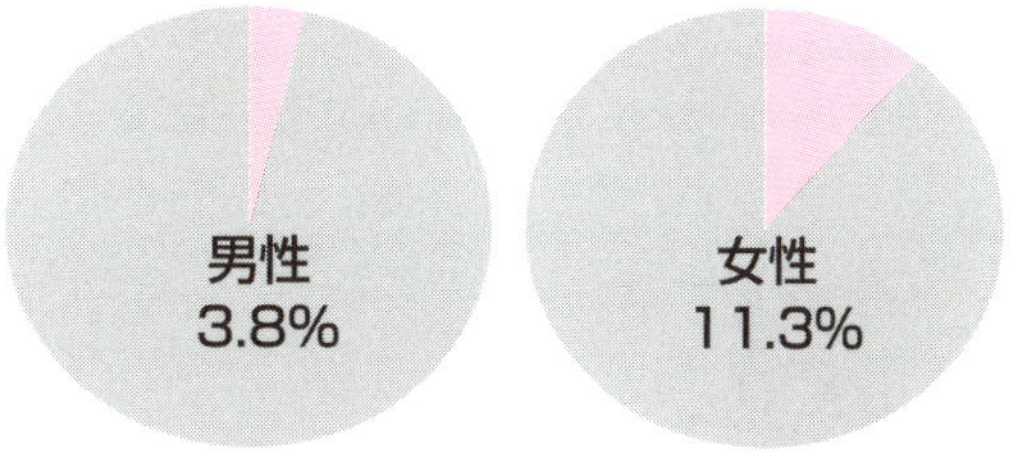

（小西正光ら：西予地区コホート研究，2005年）

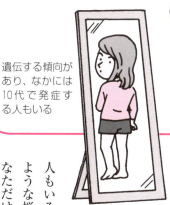

遺伝する傾向があり、なかには10代で発症する人もいる

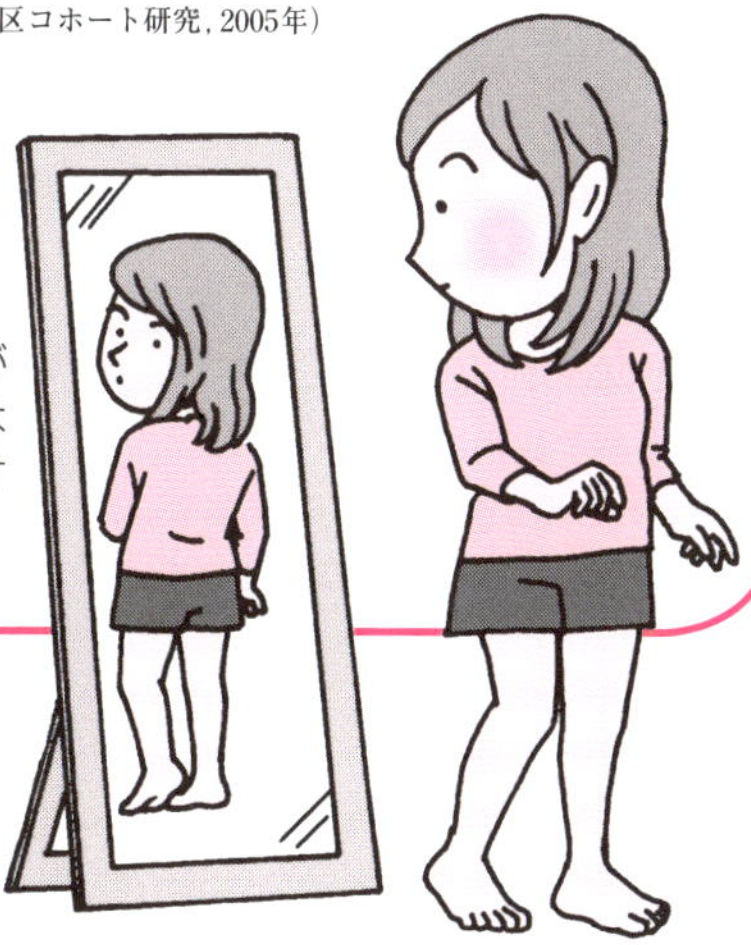

れほど多くの人にみられるのかといえば、人間の体そのものが、足の血管に故障を生じさせやすいしくみになっているからです（↓64ページ）。

自分の足を眺めながら、「なぜこんなことに……」と悩んでいる人もいるかもしれませんが、同じような悩みをかかえている人はあなただけではありません。

なぜできるか

二本足で立つヒトならではの病気

人間にとってはありふれた下肢静脈瘤ですが、ほかの動物に起きることは非常にまれです。「二本足で立つ」というヒトの特性が、静脈瘤の発生にかかわっています。

血液循環のしくみ

全身の血管は心臓を起点につながっています。肺から届いた酸素を含んだ血液は、心臓から体のすみずみに送られたあと、今度は二酸化炭素や老廃物などをのせて心臓へ戻ります。そこから肺へ、そしてまた心臓へ。血液は循環をくり返しています。

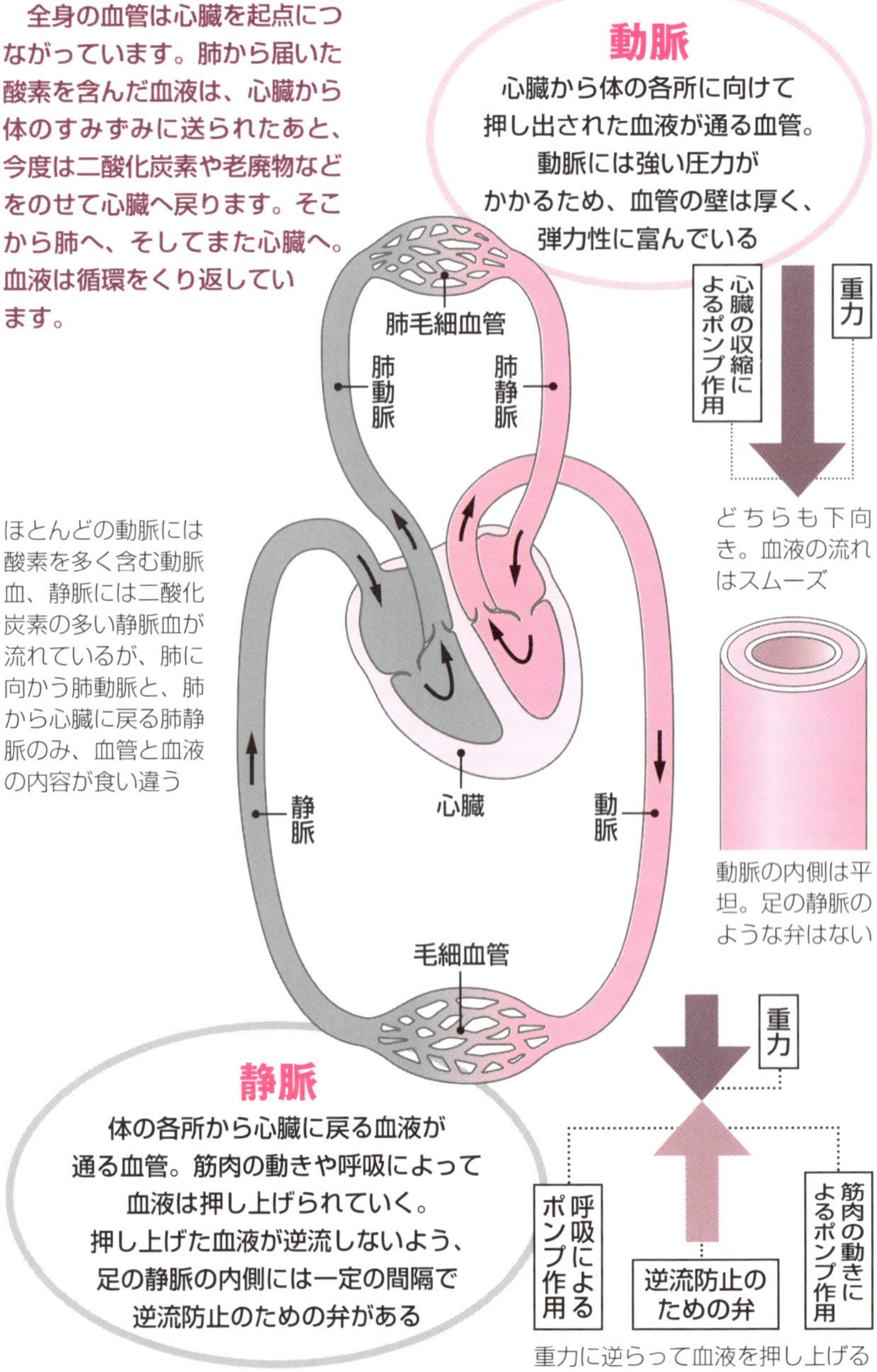

動脈
心臓から体の各所に向けて押し出された血液が通る血管。動脈には強い圧力がかかるため、血管の壁は厚く、弾力性に富んでいる
肺毛細血管
肺動脈
肺静脈
ほとんどの動脈には酸素を多く含む動脈血、静脈には二酸化炭素の多い静脈血が流れているが、肺に向かう肺動脈と、肺から心臓に戻る肺静脈のみ、血管と血液の内容が食い違う
心臓
静脈
動脈
毛細血管
静脈
体の各所から心臓に戻る血液が通る血管。筋肉の動きや呼吸によって血液は押し上げられていく。押し上げた血液が逆流しないよう、足の静脈の内側には一定の間隔で逆流防止のための弁がある
心臓の収縮によるポンプ作用
重力
どちらも下向き。血液の流れはスムーズ
動脈の内側は平坦。足の静脈のような弁はない
重力
呼吸によるポンプ作用
逆流防止のための弁
筋肉の動きによるポンプ作用
重力に逆らって血液を押し上げる

静脈の「弁」が壊れて発生する

静脈の内側に一定の間隔で存在する弁の一部が機能しなくなると、連鎖的にいくつもの弁が壊れ、静脈瘤の発生をまねきます。

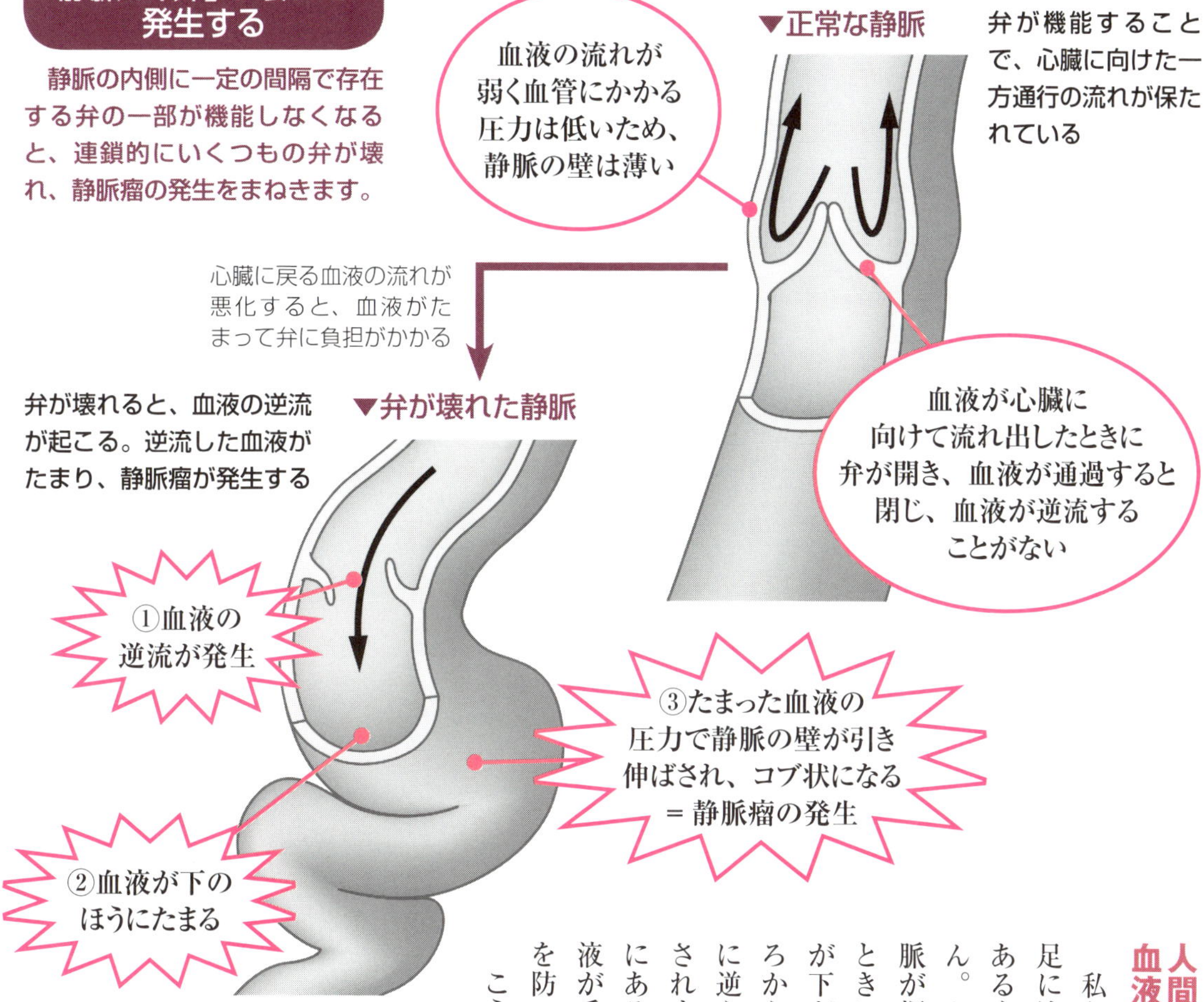
▼正常な静脈
弁が機能することで、心臓に向けた一方通行の流れが保たれている
血液の流れが弱く血管にかかる圧力は低いため、静脈の壁は薄い
血液が心臓に向けて流れ出したときに弁が開き、血液が通過すると閉じ、血液が逆流することがない
心臓に戻る血液の流れが悪化すると、血液がたまって弁に負担がかかる
▼弁が壊れた静脈
弁が壊れると、血液の逆流が起こる。逆流した血液がたまり、静脈瘤が発生する
①血液の逆流が発生
②血液が下のほうにたまる
③たまった血液の圧力で静脈の壁が引き伸ばされ、コブ状になる＝静脈瘤の発生

人間の足には血液がたまりやすい

　私たちが生きていくためには、足に流れ込んだ血液を高い位置にある心臓へ戻さなければなりません。ふくらはぎの筋肉によって静脈が押されたり、息を吸い込んだときに胸がふくらみ、胸部の内圧が下がることによって、低いところから高いところへと向かう重力に逆らった血液の流れがつくりだされます。また、足の静脈の途中にあるいくつもの扉（弁）が、血液が重力によって落下してくるのを防いでいます。

　こうした血液循環のしくみは、人間も動物も共通しています。しかし、四本足で体を支えている動物にくらべ、人間の足は心臓よりずっと低い位置にあります。足の静脈には血液がたまりやすく、それが静脈瘤の発生をまねきやすくしていると考えられます。

なりやすい人①

体質と生活スタイルがなりやすさを左右する

足から心臓へ、重力に逆らって血液を押し上げなければならないのはみな同じですが、静脈瘤になる人もいれば、ならない人もいます。その違いはどこにあるのでしょうか？

変えられないリスク

遺伝や体質による静脈瘤の発生リスクは、自分ではどうにもならない避けがたいことです。

遺伝的な体質

親や兄弟姉妹に静脈瘤がある人は静脈瘤になりやすい

関係している遺伝子がどれかは不明だが、静脈瘤の発生には、遺伝的な要因が強くかかわっていると考えられる

▼下肢静脈瘤が発生する確率

●…下肢静脈瘤あり
○…下肢静脈瘤なし

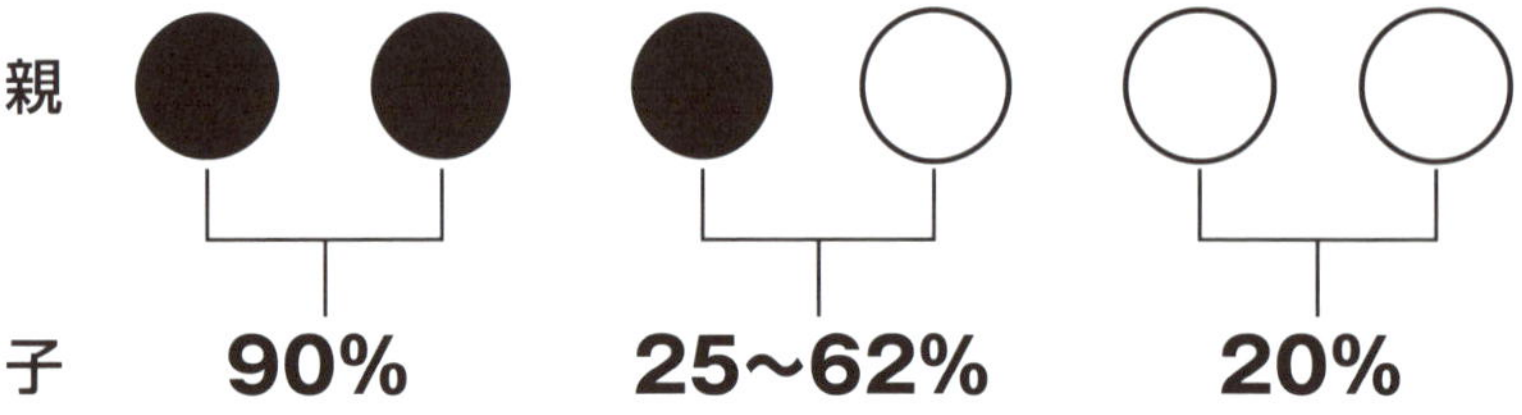

両親とも静脈瘤だと 90% の人に静脈瘤が発生する
(Cornu-Thenard A, et al.: J Dermatol Surg Oncol 20 : 318−326, 1994)

年齢

高齢になるほど増える

静脈弁そのものの老化、筋肉量の減少による筋ポンプ作用の低下などが影響している

性別

女性により多く起こりやすい

妊娠・出産を機になりやすいこと、男性に比べて筋肉量が少なく、筋ポンプ作用が働きにくいことなどが関係していると考えられる

身長

背が高いほどリスクが高い？

海外の調査で、身長が高い人のほうが静脈瘤になりやすいと報告しているものもある。ただし、ほかの要因にくらべると関連性は弱い

変えられるリスク

心臓に戻る血液の流れが悪くなると、逆流を防ぐ静脈の弁はより多く血液をせきとめなければならなくなり、負担が大きくなります。

血液の流れの良し悪しは生活スタイルなどに左右されるため、改善の余地があります。

長時間の立ち姿勢

立ったままじっとしている時間が長いと、足の筋ポンプ作用が働かない。静脈の血液が心臓に戻りにくくなり、静脈の弁にかかる圧力が高い状態が続く

座りっぱなしも危険

じっと座っているときも、下ろした足に血液がたまりやすい。長時間の座りっぱなしは危険

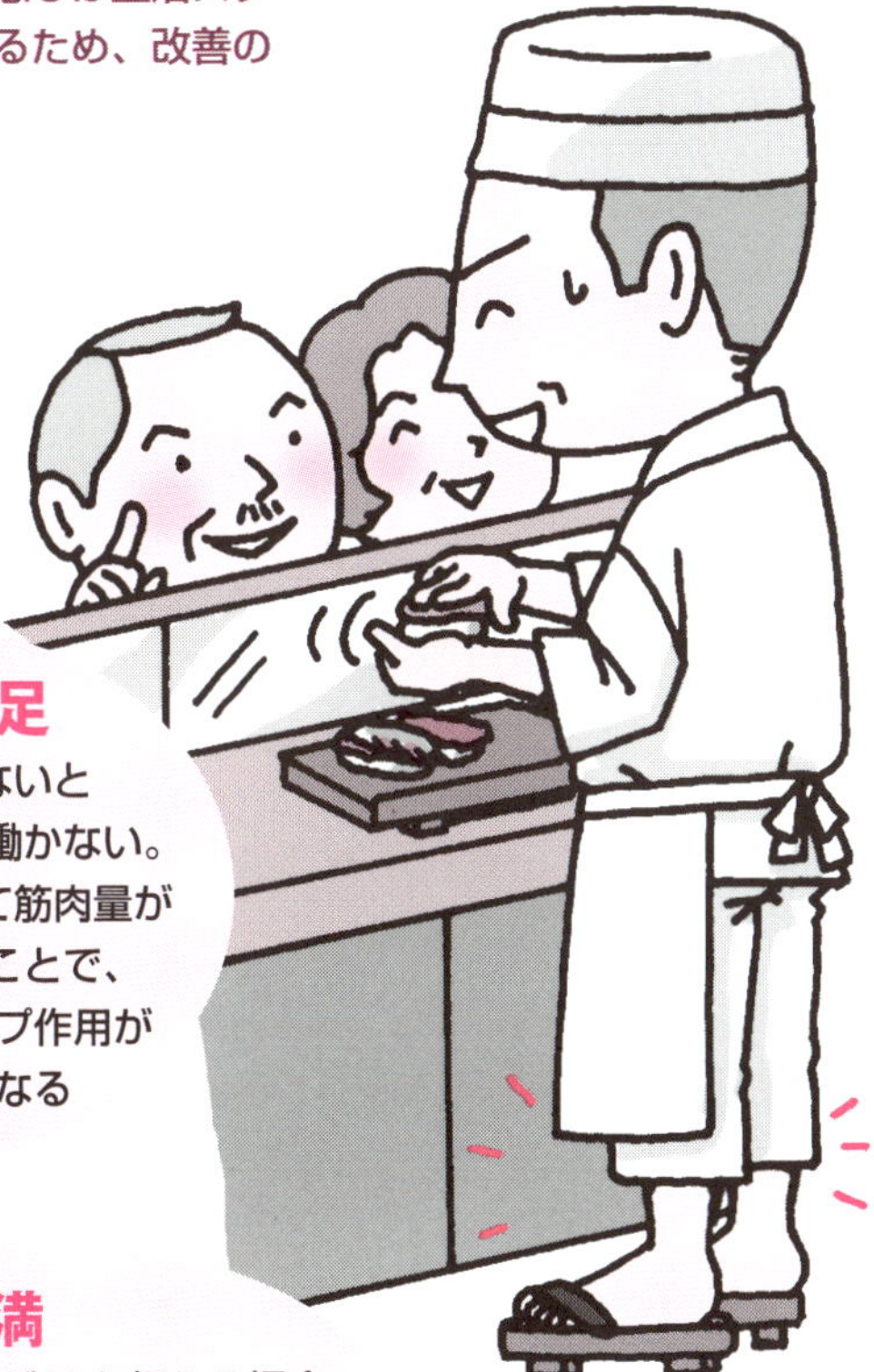

調理関係の仕事は、とくに静脈瘤のリスクを高める（→68ページ）

運動不足

足を動かさないと筋ポンプ作用が働かない。運動不足が続いて筋肉量が減ってしまうことで、ますます筋ポンプ作用が働きにくくなる

肥満

とくに女性は、BMI が30を超える場合、下肢静脈瘤がみられる割合がより高くなるといわれている

(Iannuzzi A, et al.: J Vasc Surg 36 : 965–968, 2002)

BMI＝体重（kg）÷身長（m）÷身長（m）

便秘

発生との関連は明らかではないが、すでにある静脈瘤を悪化させるおそれがある（→96ページ）

静脈瘤の発生と進行には生活習慣が大きく関係する

静脈瘤は、静脈の逆流防止弁が壊れることで発生します。遺伝や体質によって弁が壊れやすい人もいれば、妊娠・加齢などの影響で弁が壊れてしまう人もいます。これらに加えて、弁に負担がかかるような生活習慣が続くことで静脈瘤は進行していきます。

もともと弁が弱くなくても、一日一〇時間以上の立ち仕事など、極端な生活習慣を続けるだけでも静脈瘤になる場合があります。立ち仕事のほか長時間の座り仕事、運動不足、肥満や便秘なども静脈瘤発生のリスクになります。

なりやすい人②

男性は職業、女性は妊娠がきっかけになりやすい

下肢静脈瘤のリスクはいろいろありますが、男性と女性とで少々傾向が違います。思い当たることはありませんか？　当てはまる点があれば、今後の対応に生かしていきましょう。

男性の患者さんの傾向と対策

男性は女性にくらべると、体質的に下肢静脈瘤になりにくいといえます。男性の患者さんの多くは、職業が大きく関与しています。

立ち仕事の人が圧倒的に多い

男女を問わず立ち仕事は足に負担をかけますが、プロの調理師などとして働く人は男性に多く、勤務年数が長い人ほど、下肢静脈瘤が発生しやすくなります。

足に負担がかかりやすい職業

調理師

調理場のスペースは限られていて動きが少ない。下ごしらえもあるため、長時間立ちっぱなしの状態になりやすい

理容師・美容師・教師など

立ち仕事が多いが、動き回る機会も多く、調理師ほどリスクは高くない

その他

ガードマン、接客業、介護ヘルパーなど

予防

- 仕事中は弾性ストッキングを履く
- 仕事中も足を動かすことを心がける（→88ページ）
- 可能なら勤務時間の短縮をはかる

治療

- 同じ仕事を続けていれば、ほぼ確実に悪化していく。症状が強い人は早めに治療する

生活スタイルが同じままなら、再発や新たな静脈瘤の発生もありうる。再発をくり返すようなら転職も視野に置く

症状の悪化で気づくことが多い

静脈瘤がいつ発生したかは断定しにくいですが、男性も女性も五〇代後半から六〇歳の定年直前に症状が悪化し、足の異変に気づく人が多くみられます。

治療しなければ、年々血管のふくらみは目立つようになります

女性の患者さんの傾向と対策

女性ならではの妊娠・出産、生理などが、下肢静脈瘤の発生や悪化をまねきます。

妊娠中・生理時に悪化する陰部静脈瘤が多い

陰部静脈瘤（→23ページ）は、妊娠・出産時に卵巣のまわりの静脈瘤から発生します。妊娠中や生理時などは症状がひどくなります。

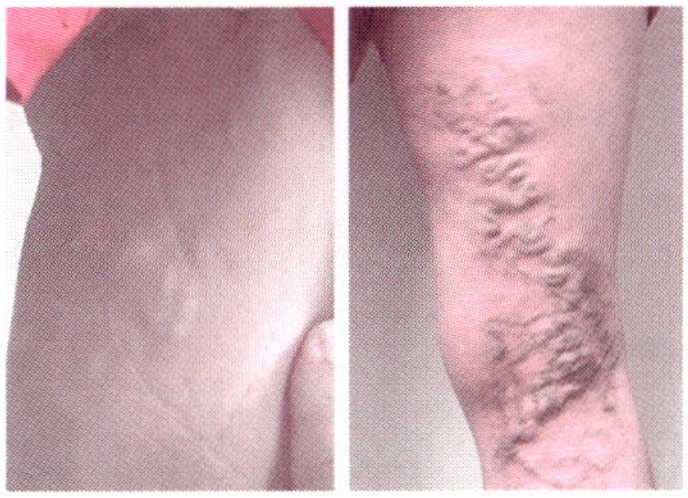

（写真はお茶の水血管外科クリニックホームページより）

足のつけ根に近い太ももの内側や裏側に発生しやすい。閉経後は目立たなくなることが多い

妊娠・出産のくり返しで悪化しやすい

妊娠をきっかけに、静脈瘤になる人が多くみられます。妊娠・出産をくり返すたびに悪化していく傾向もあります。

胎児によって下大静脈が圧迫されるため、下半身の血流が心臓に戻りにくくなる

ホルモンの影響で静脈がやわらかくなり、弁が閉じにくい

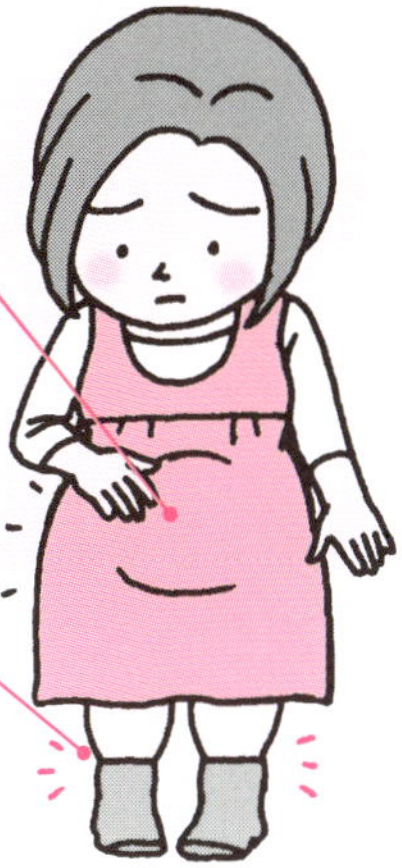

対策法

●妊娠中は弾性ストッキングを着用
●出産後軽くなることも多いが完全には治らない。症状がつらければ治療を検討する

▼一般的な経過

発生した静脈瘤が自然に消えることはないが、退職後、つらい症状は軽くなる人が多い

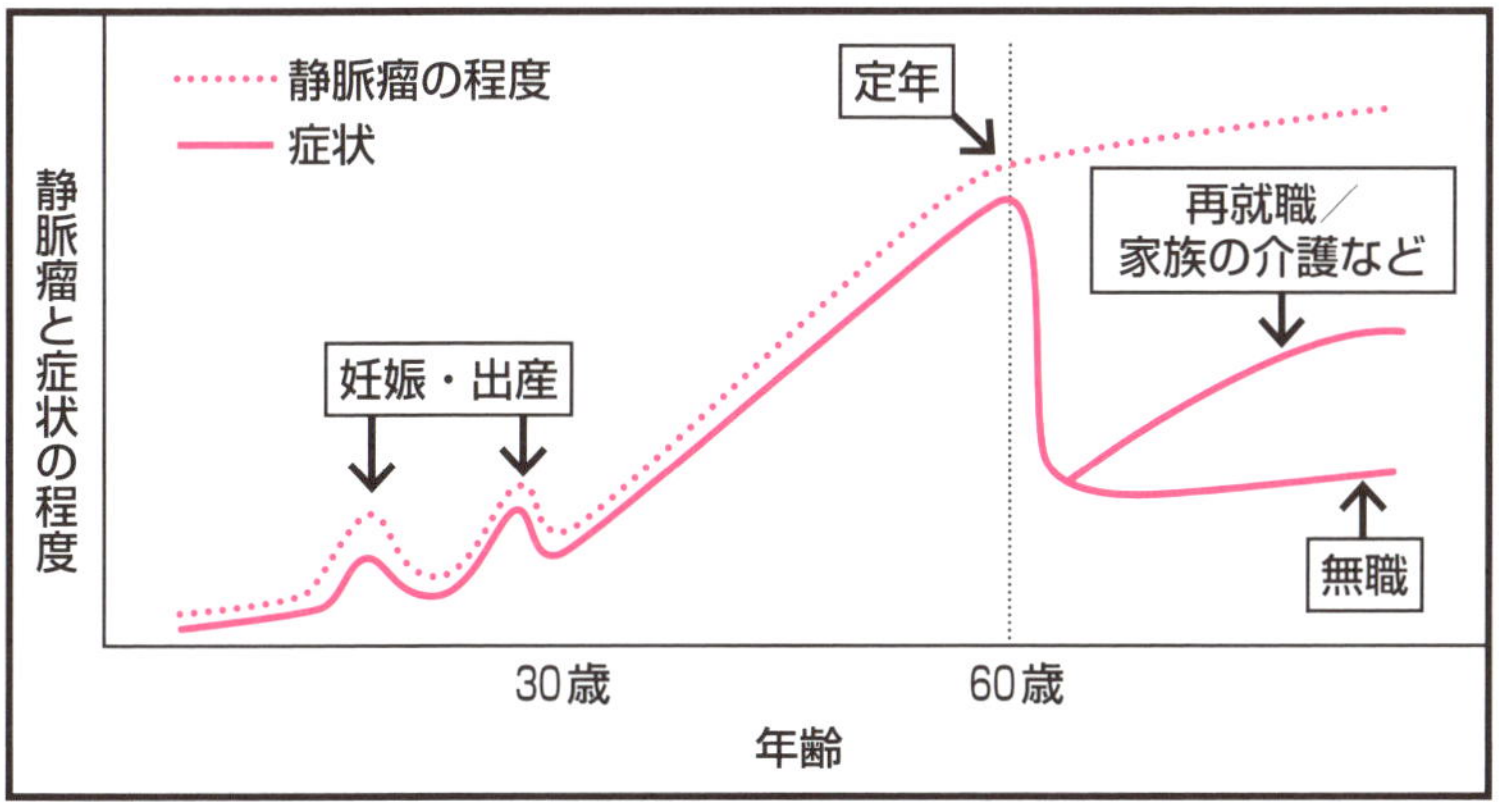

が、仕事や子育てが一段落すると不快な症状は軽くなることが多いようです。

ただし、再就職や、家族の介護などをきっかけに、再び症状が悪化してくることも少なくありません。

症状

足のむくみ・だるさ、進めば皮膚の症状も

下肢静脈瘤は見た目の変化だけでなく、さまざまな不快な症状が起こります。とくに不快な症状を伴いやすいのは、太めの静脈に起きる伏在型静脈瘤です。

発症のサインかも

静脈の弁が壊れて血液の流れが悪くなると、まだコブがそれほど目立たない時期でも、さまざまな症状が起きてくることがあります。

静脈瘤が原因なら……

◆主に午後から夕方、夜にかけて症状がひどくなる

◆どちらか一方のみか、左右の足で程度に差があるのが一般的

むくみ

静脈瘤によるむくみは、毛細血管からしみ出る水分によって生じる(→ 72 ページ)。靴下のあとがはっきりつくのもむくみのサイン。すねを押して確かめてみよう

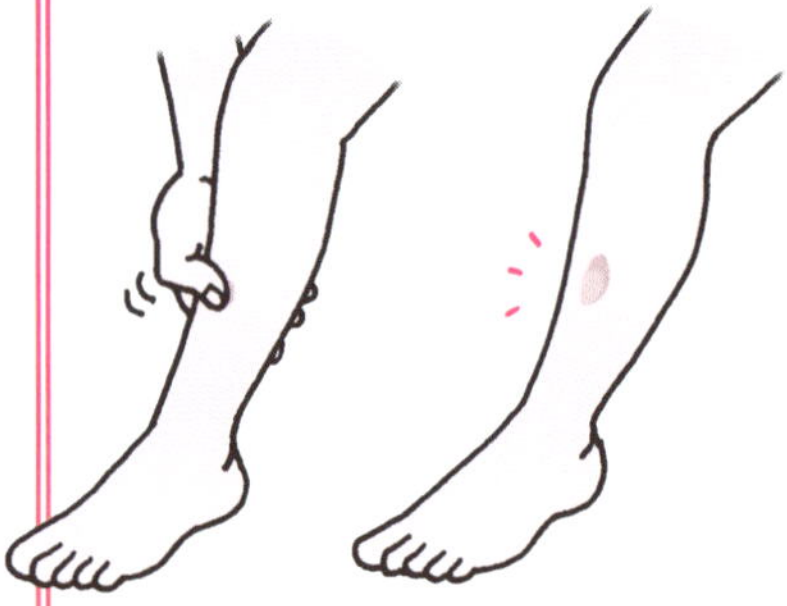

すねの骨の上を親指で 5～10秒強く押す

指を離してもへこんだまま戻らなければ「むくみあり」

こむら返り

いわゆる「足がつる」状態。就寝中の明け方、主にふくらはぎに起きるのが典型例。下肢静脈瘤が比較的軽いうちにみられ、進行とともに起きにくくなる

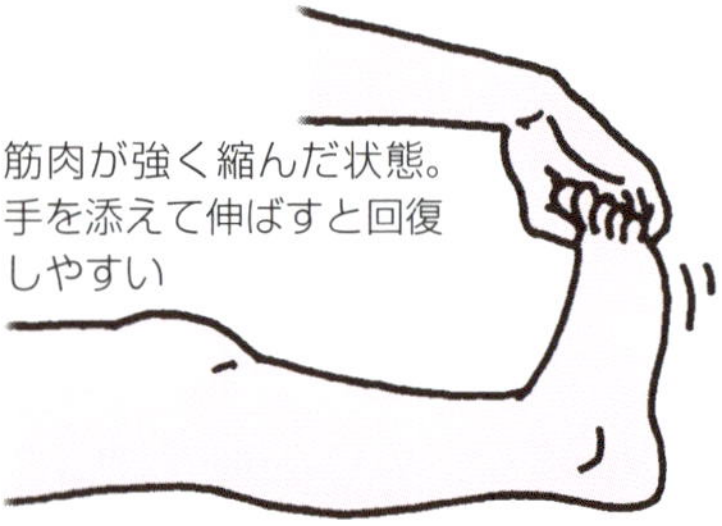

筋肉が強く縮んだ状態。手を添えて伸ばすと回復しやすい

足がだるい、重い／ふくらはぎがほてる

血液の流れが滞ると、足に酸素が届きにくくなったり、老廃物がたまったりするので疲労感を感じやすい。血液がたまって、ほてったように感じることも

ピリピリ痛む

ずっと同じ姿勢を続けていると「ピリピリ」「チクチク」といった痛みを感じる人も。コブの部分が急に腫れて痛みだしたときは血栓性静脈炎が疑われる（→60ページ）

さらに進めば皮膚に変化が

静脈瘤があるところに湿疹ができたり、硬くなってきたりすることもあります。これをうっ滞性皮膚炎といい、下肢静脈瘤がかなり進行した場合にみられる症状です。

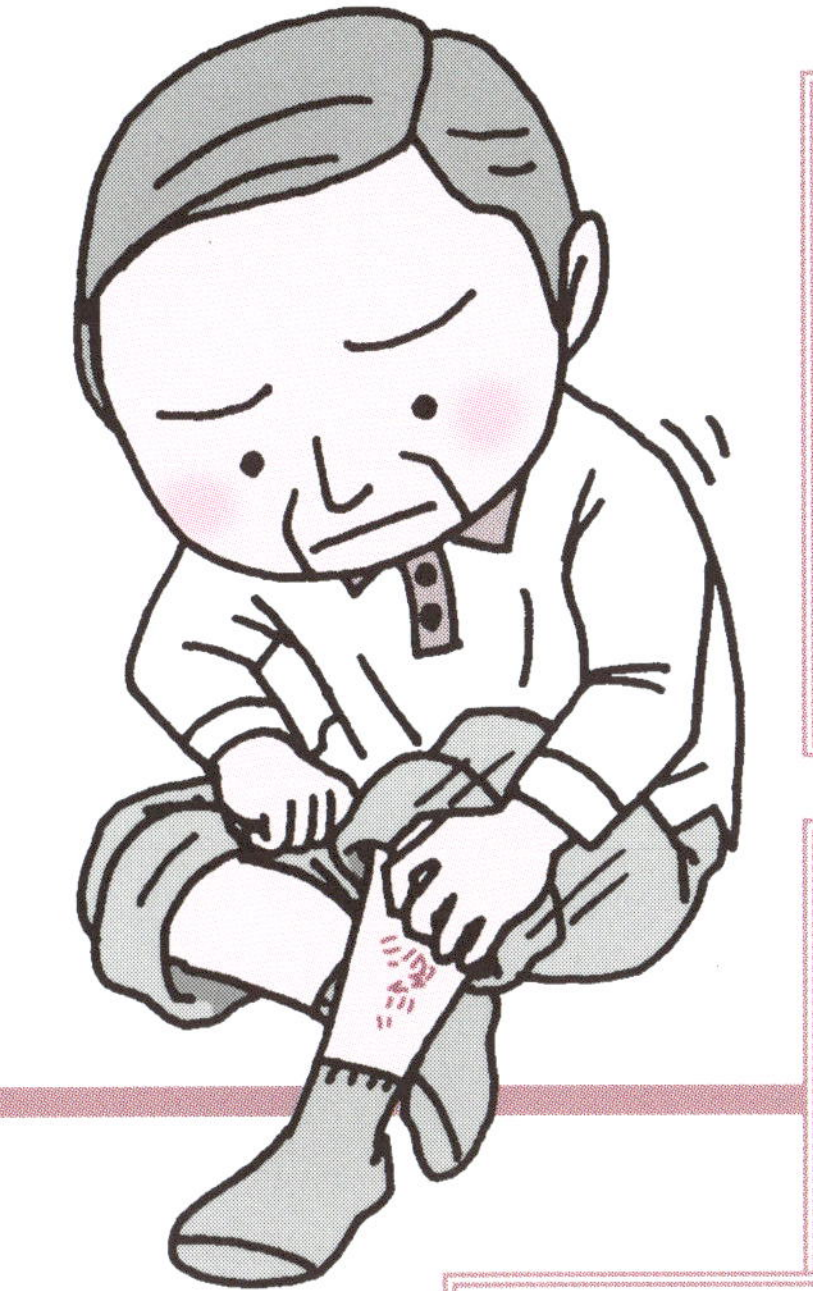

湿疹ができてかゆくなる

皮膚の表面をおおう角化細胞の新陳代謝が障害されるために起きる症状。かきこわしたためではなく、湿疹ができるから皮膚がザラザラになって、かゆくなる

皮膚が硬くなる

うっ滞性皮膚炎がひどくなると、静脈のまわりの脂肪組織に炎症が生じて赤く腫れて痛むことも。炎症がおさまると皮膚は茶色く、硬くなる

変色する

炎症をくり返すうちに皮膚の変色が濃くなり、黒ずんでくる

まれに潰瘍ができる（うっ滞性潰瘍）

皮膚の変色・硬化を放置しておくと起きる最も重症の下肢静脈瘤。ケガなどをきっかけに傷が治らなくなり、潰瘍になってしまう

なるべく早めに根本治療を受ける

静脈瘤の潰瘍で足を切断するようなことはなく、適切な処置をおこなえば手術をしなくても潰瘍自体は治ります。しかし、潰瘍ができるほどの下肢静脈瘤なら、根本的に治したほうがよいでしょう。

軟こうは塗らない

潰瘍に対する処置

水道水で洗浄後、潰瘍部分にガーゼを当て、弾性包帯・弾性ストッキングで強く圧迫する。これを続けるうちに潰瘍がふさがっていく

下肢静脈瘤の根本治療

なるべく早めに、レーザー治療や高周波治療などの下肢静脈瘤の根治療法を受ける。潰瘍が完全にふさがる前でも手術は可能

血液がたまることが不快な症状の原因に

静脈瘤のある足には、老廃物を含んだ血液がたまりやすくなります。そのため、さまざまな不快な症状が起きてくることがあります。

ただ、足のむくみやだるさなどは、さまざまな原因で生じます。静脈瘤と症状は必ずしも関連しません。とくに軽症タイプの場合、不快な症状を引き起こすことはありません。

症状が起きるしくみ

静脈の「還流障害」が不快な症状のもとになる

なぜ、下肢静脈瘤の進行とともに症状がひどくなっていくのでしょう?
それは、心臓に戻る血流の悪化、つまり静脈の還流障害（慢性静脈不全）が生じているからです。

不快症状は動脈と静脈のつなぎめで発生する

動脈と静脈の間にある毛細血管は、体のすみずみの組織にまで酸素や栄養を届け、不要なものを回収しています。その交換がうまくいかなくなると、さまざまな症状が起きてきます。

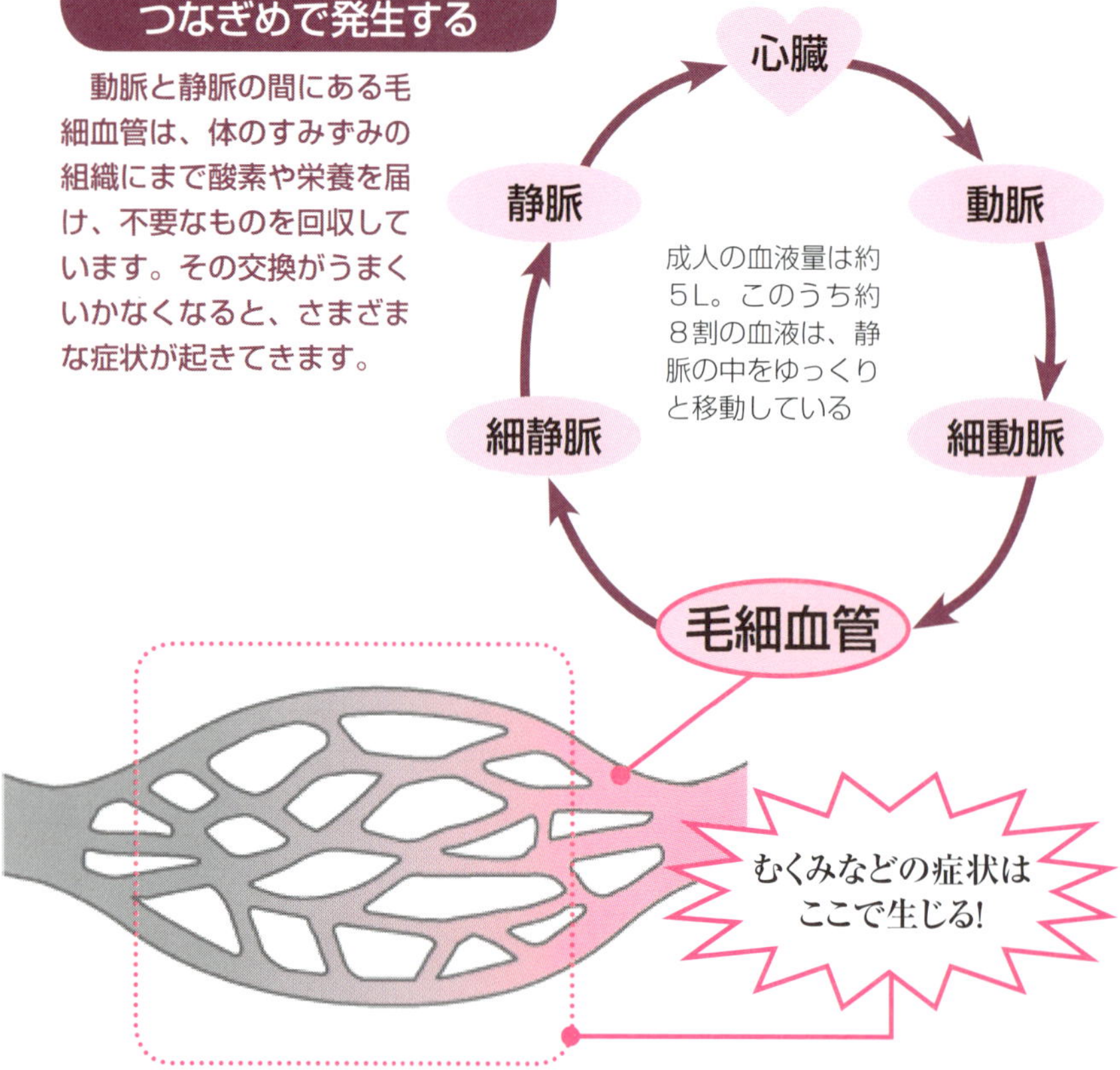
心臓
動脈
細動脈
毛細血管
細静脈
静脈
成人の血液量は約5L。このうち約8割の血液は、静脈の中をゆっくりと移動している
むくみなどの症状はここで生じる!

毛細血管の機能にも支障を来してしまう

心臓に戻る血液の流れが悪くなることを「静脈還流障害」といい、この静脈還流障害によって、足のむくみや重さなどの不快な症状が生じている状態を「慢性静脈不全」といいます。慢性静脈不全は、進行すると下肢静脈瘤を発生させる要因になります。

静脈還流障害で太い静脈に血液がたまっていると、そこにつながる毛細血管内の血液がなかなか心臓に戻れません。一方で、動脈からはどんどん血液が流れ込んで血液の渋滞が起き、毛細血管の機能に支障を来します。そのため、さまざまな不快症状が生じます。

流れの悪さが症状をまねく

酸素や二酸化炭素、栄養素や老廃物などは液体成分に溶け込み、毛細血管と組織の間を循環しています。静脈の流れが悪くなることで、毛細血管と組織の間の循環もうまく進まなくなってしまいます。

▼健康な状態

もれ出る液体成分と、再吸収される液体成分のバランスがとれている

血液中の液体成分は血漿《けっしょう》、組織をつくる細胞と細胞の間を満たす液体成分は組織間液と呼ばれる

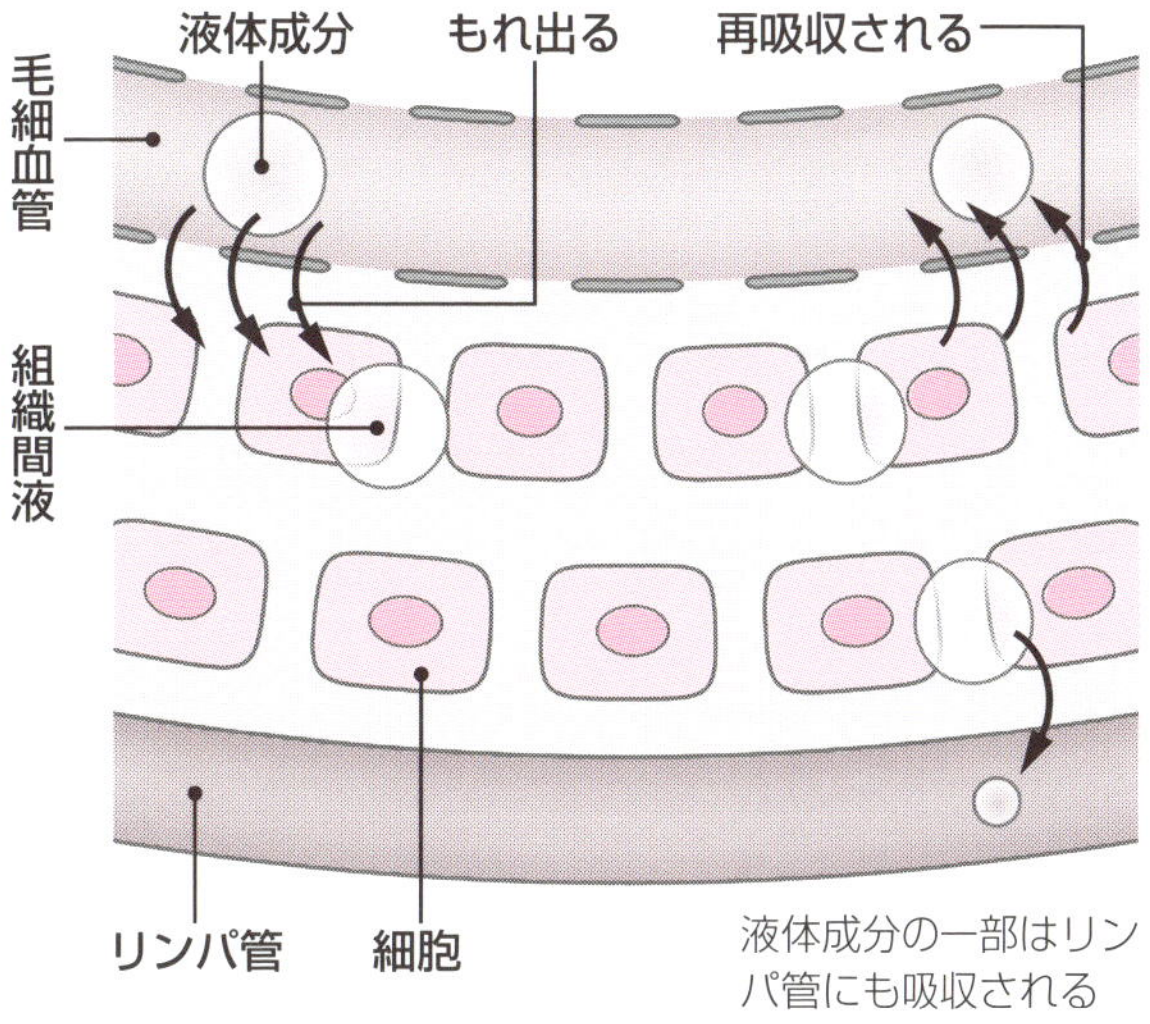

液体成分
もれ出る
再吸収される
毛細血管
組織間液
リンパ管
細胞
液体成分の一部はリンパ管にも吸収される

慢性静脈不全、体全体の水分量の増加など

▼循環障害が起きた状態

毛細血管内の血液が渋滞すると、もれ出る液体成分が増え、再吸収される量は減る

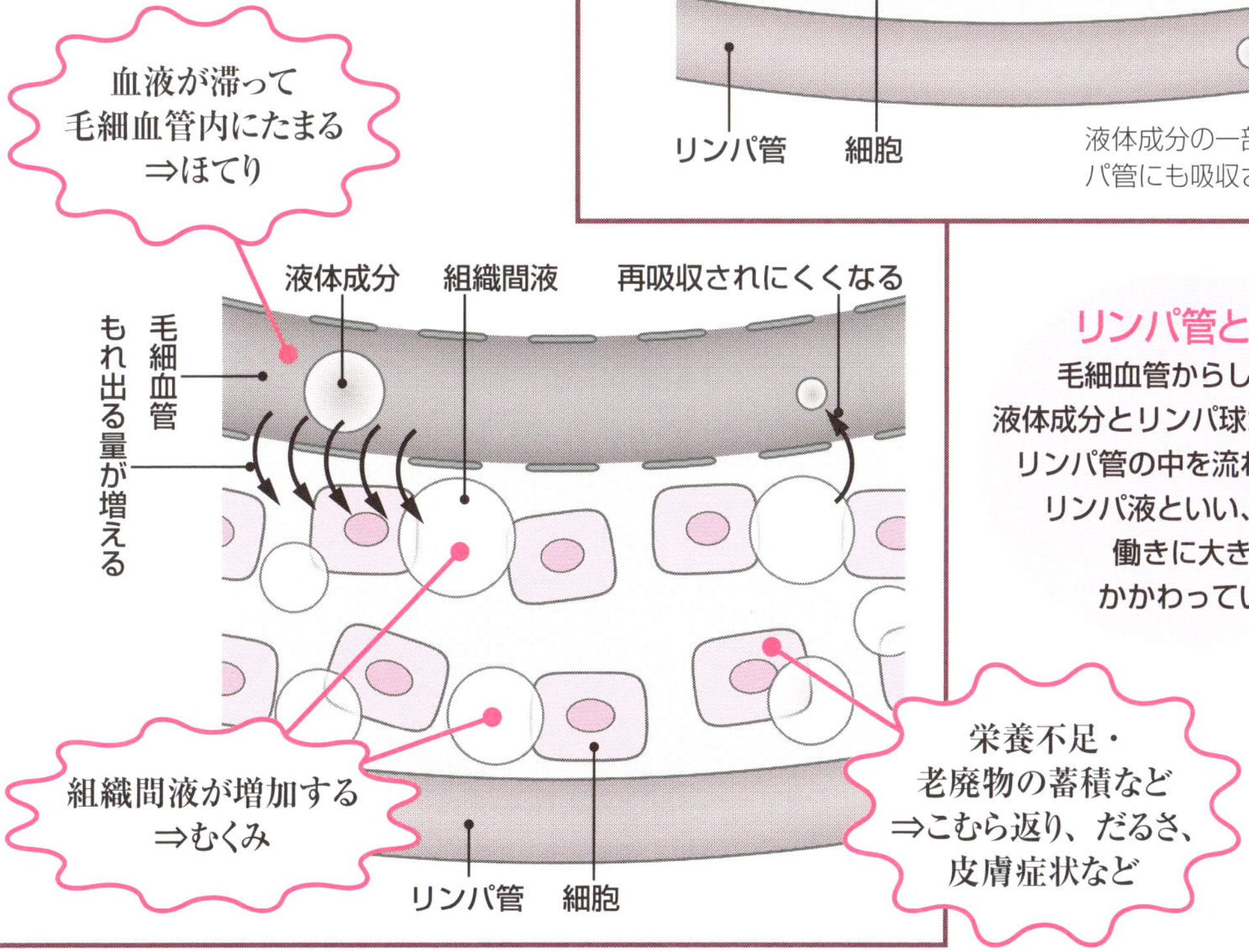

血液が滞って
毛細血管内にたまる
⇒ほてり
液体成分
組織間液
再吸収されにくくなる
毛細血管
もれ出る量が増える
組織間液が増加する
⇒むくみ
栄養不足・
老廃物の蓄積など
⇒こむら返り、だるさ、
皮膚症状など
リンパ管
細胞

リンパ管とは？

毛細血管からしみ出た液体成分とリンパ球が流れる管。リンパ管の中を流れる液体はリンパ液といい、免疫の働きに大きくかかわっている

症状が似ている他の病気①

別の原因なら対処のしかたも変わってくる

足の症状を訴えて受診する患者さんのなかには、静脈瘤はあってもごく軽く、症状の原因は別にあると考えられる人もいます。その場合、症状の原因を探して対応することが必要です。

静脈瘤以外に考えられる主な原因は?

足の症状があっても、必ずしも静脈瘤のせいとはかぎりません。

だるさの原因

たんに疲れているだけのことも多いのですが、歩くと徐々にだるくなる場合は、なにか病気が隠れていることも。

■生活習慣や慢性疲労

■脊《せき》柱《ちゅう》管《かん》狭《きょう》窄《さく》症《しょう》
(→76ページ)

■閉塞性動脈硬化症
(→77 ページ)

むくみの原因

むくみの多くは生活習慣によるもの。静脈瘤があっても程度が軽ければ、生活習慣の影響のほうが強いと考えられます。

■生活習慣
運動不足や、長時間立ちっぱなし、座りっぱなしの状態が続けばむくみが生じやすい

■リンパ浮腫
子宮がんや卵巣がんなどの手術で、広範囲のリンパ管を切除した場合に起きることがある。蜂《ほう》窩織炎《かしきえん》＊を合併しやすい

■変形性ひざ関節症
悪化した場合はむくむことがある(→76 ページ)

■貧血
比較的若い女性に多い

■全身疾患
腎臓や肝臓の病気、甲状腺の病気などでむくむことがある

＊皮下脂肪に細菌感染による炎症が生じ、足が真っ赤に腫れあがる

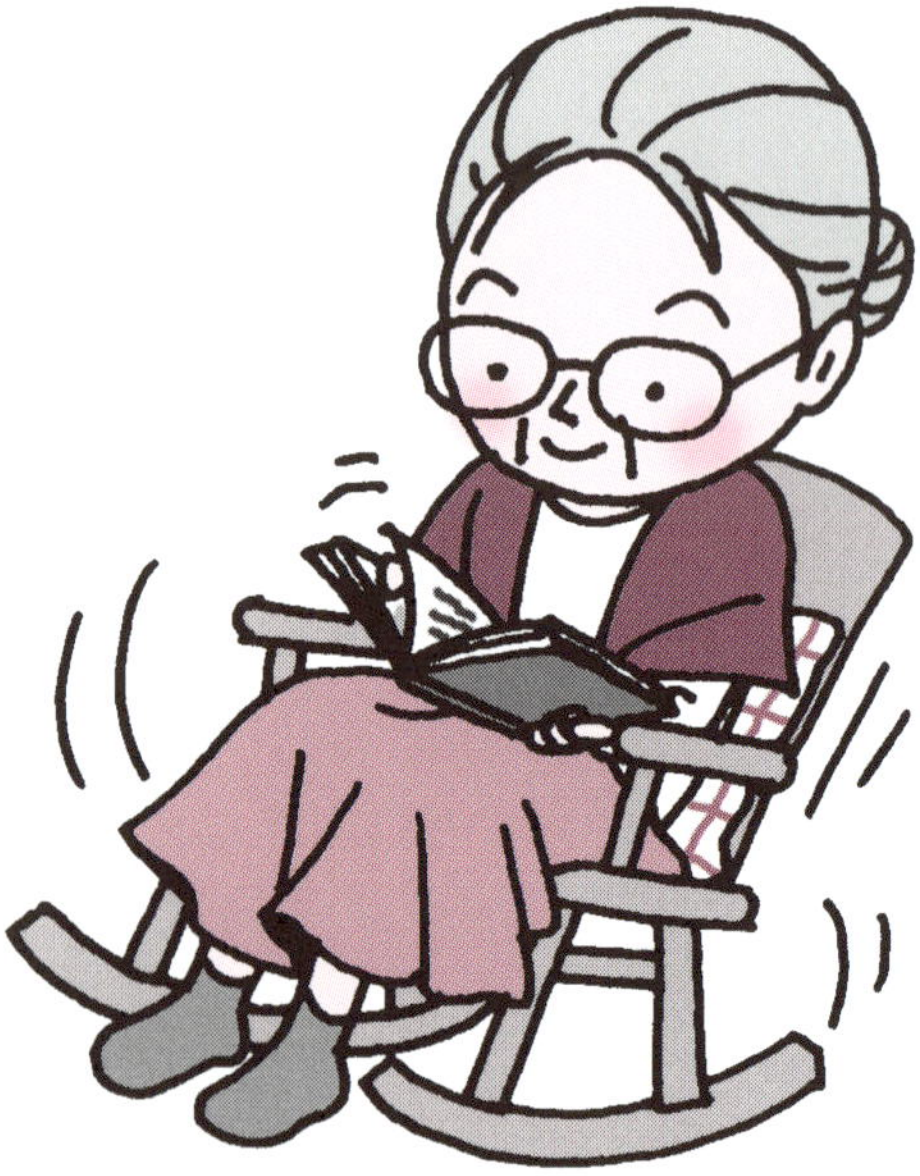

年齢が高い患者さんなどは、座りっぱなしの生活がむくみの原因になっていることが少なくない

静脈エコーの結果と症状が一致しない

「症状を軽くしたいから、下肢静脈瘤を治したい」という人は、悩みの種になっている不快な症状が本当に下肢静脈瘤によるものなのか、別の原因によるものではないか、きちんと調べてもらうことが必要です。

下肢静脈瘤に伴いやすい症状があっても、静脈の超音波検査でほとんど異常が認められなければ、原因は別にあると考えられます。その場合、静脈瘤の治療をしても症状の改善は期待できません。本当の原因がなにかを見つけ、解決していく必要があります。

痛みの原因

生理時に症状が悪化する陰部静脈瘤や、まれに起きる血栓性静脈炎のほかは、下肢静脈瘤で痛みが生じることは、それほど多くありません。

■変形性ひざ関節症
（→76ページ）

■脊柱管狭窄症
（→76ページ）

■足底腱膜炎《そくていけんまくえん》
（→77ページ）

■閉塞性動脈硬化症
（→77ページ）

■血栓性静脈炎
（→60ページ）

その他

■しびれ

基本的に下肢静脈瘤では起きません。脊柱管狭窄症や末梢神経障害などで現れることがあります。

■冷え

下肢静脈瘤そのものは、ほてることがあっても冷えの原因にはなりません。運動不足や筋肉の減少などは冷えやすくなります。

■冬場に起きるすねのかゆみ

静脈瘤の皮膚症状は、静脈瘤があるところに一致して生じます。多くは加齢で皮膚の保水力が低下し、乾燥してかゆくなる乾皮症などです。

■むずむず脚症候群

夜、布団に入ると足に不快感が生じ、眠れなくなります（→77ページ）。下肢静脈瘤が原因の場合もあります。

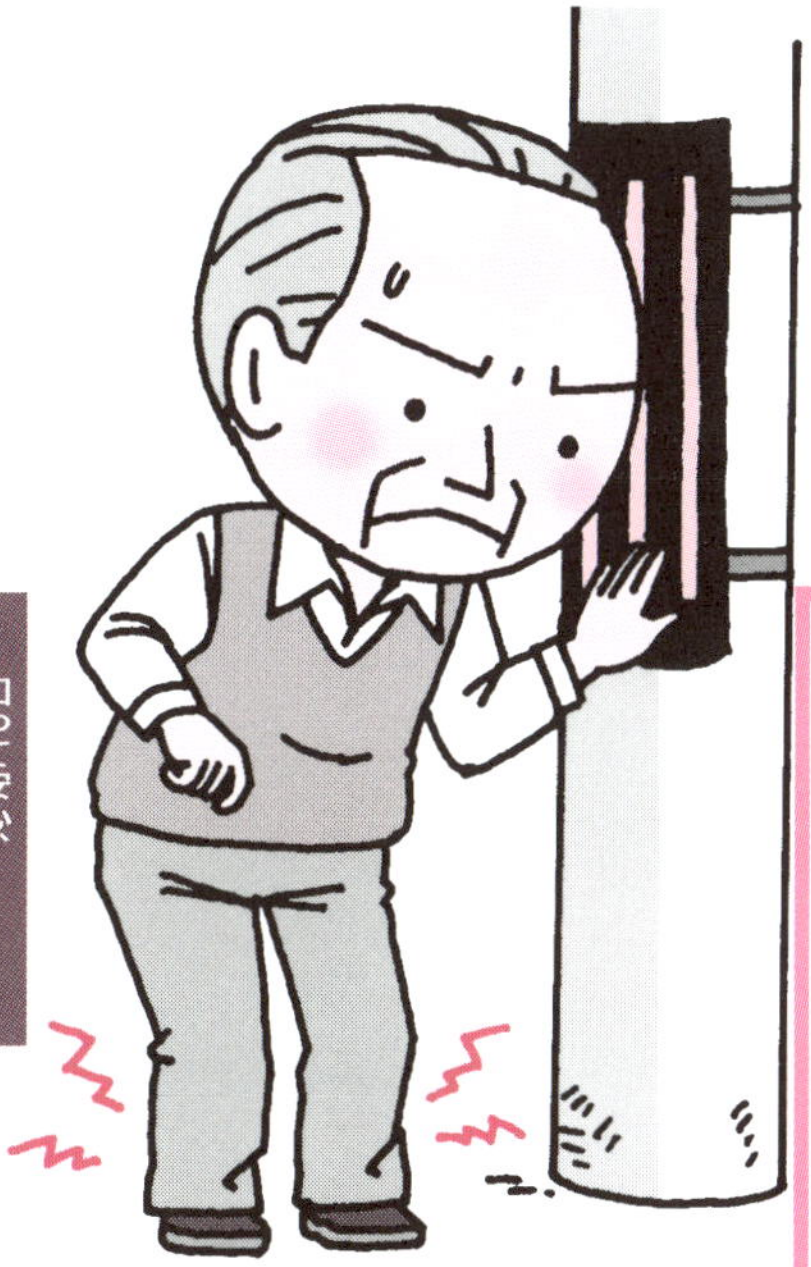

少し歩くとふくらはぎが痛くなり、腰を丸くして休むと回復するので、再び歩き出すとまた痛くなり……とくり返す状態は「間歇性《かんけつせい》跛行《はこう》」といわれ、脊柱管狭窄症や閉塞性動脈硬化症でみられる症状

よくあるのは整形外科の病気

年をとると、さまざまな病気になります。「前から静脈瘤はあったけど、最近症状がひどくて……」などという場合、別の原因で症状が起きている可能性もあります。

整形外科への受診が必要

「歩くと痛い」「痛くて歩けない」など、動作と関連する痛みがある場合は、骨や関節が変形する整形外科の病気の可能性があります。

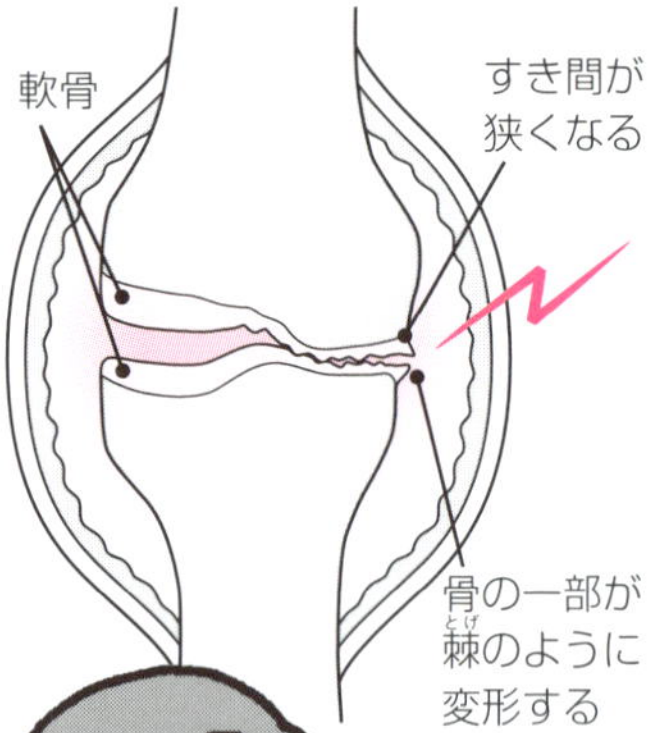

変形性ひざ関節症

ひざ関節の軟骨がすり減り、硬い骨どうしがぶつかり合って、変形が生じている状態。関節の中で炎症が生じて痛み、水がたまってむくんでくることもあります。年齢が高くなるにつれ起きやすくなります。

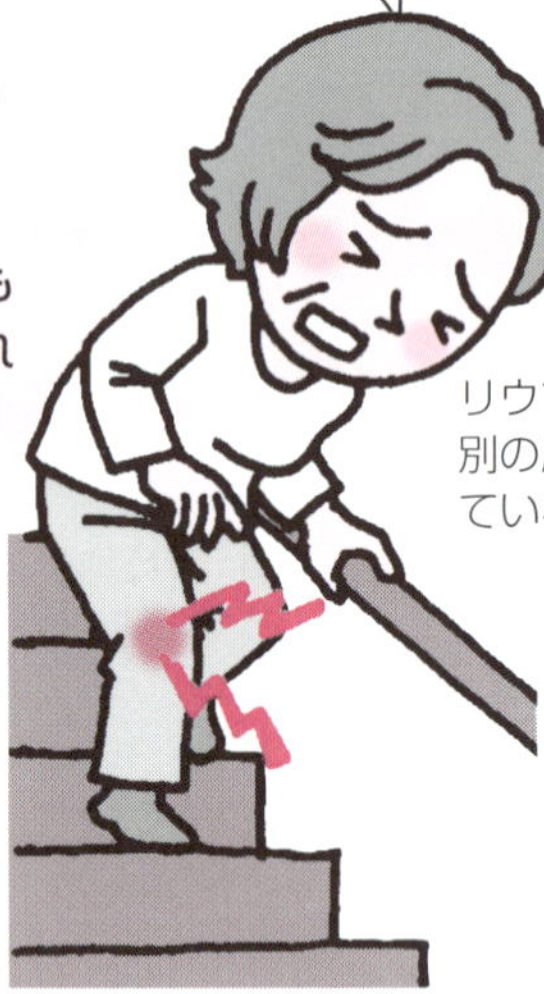

リウマチなど、さらに別の原因で痛みが生じていることもある

【特徴的な症状】

正座しにくい／ひざを曲げると痛む／階段を下りるときに痛む

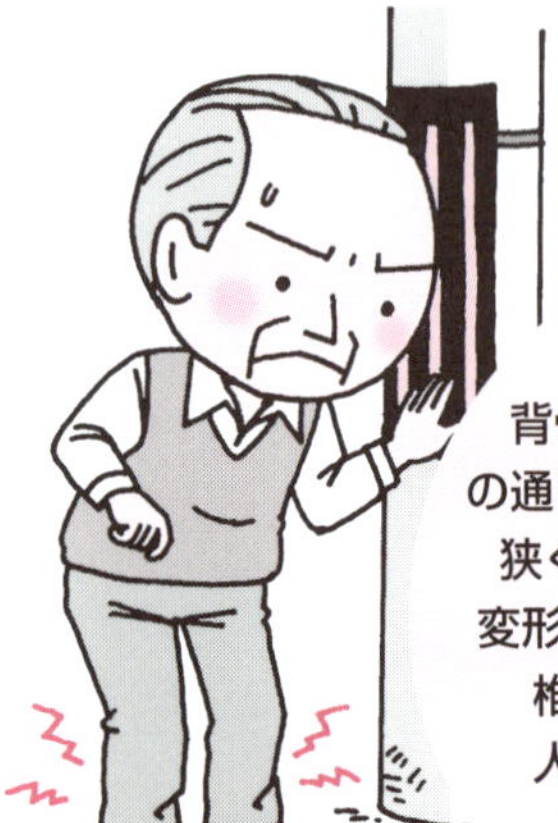

脊柱管狭窄症

背骨に囲まれた神経（脊髄）の通り道が狭くなっている状態。狭くなる原因は、骨や関節の変形やずれ、骨と骨の間にある椎間板の変性・変形など、人によって異なりますが、いずれも高齢者に多くみられます。

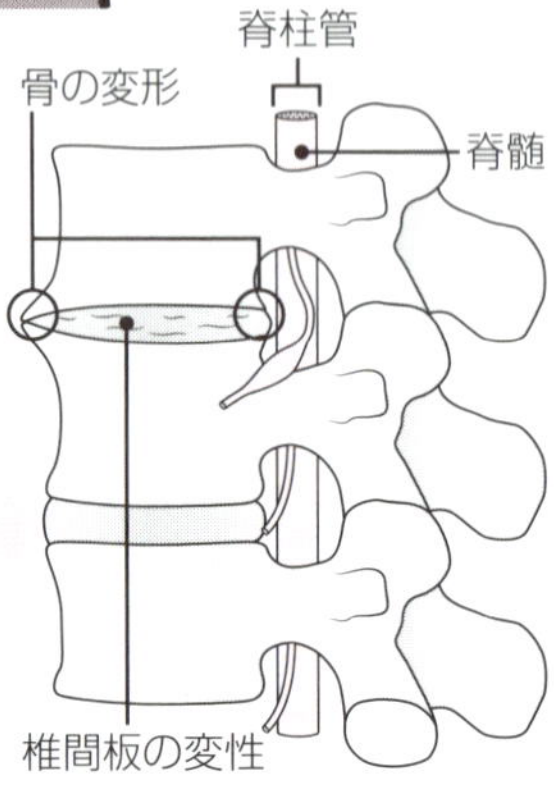

脊柱管が狭くなる病気はいろいろある

【特徴的な症状】

間歇性跛行（→75ページ）／下半身のしびれ

その他の病気が隠れていることも

骨や関節の異常ではなく、内科の病気が症状の原因になっていることもあります。

閉塞性動脈硬化症

足の動脈に起きる閉塞性動脈硬化症は、下肢静脈瘤とはまったく別の病気です。糖尿病や喫煙によって動脈硬化が進行し、足の壊疽から切断に至ることもあります。

【特徴的な症状】

間歇性跛行（→75ページ）／足の冷え

足底腱膜炎

足の裏の骨と骨とをつなぐ腱膜に炎症が生じて痛みます。立ち仕事の多い人や、マラソンが趣味という人に起きやすい病気です。

【特徴的な症状】

起床後、歩き始めに土踏まずが痛む

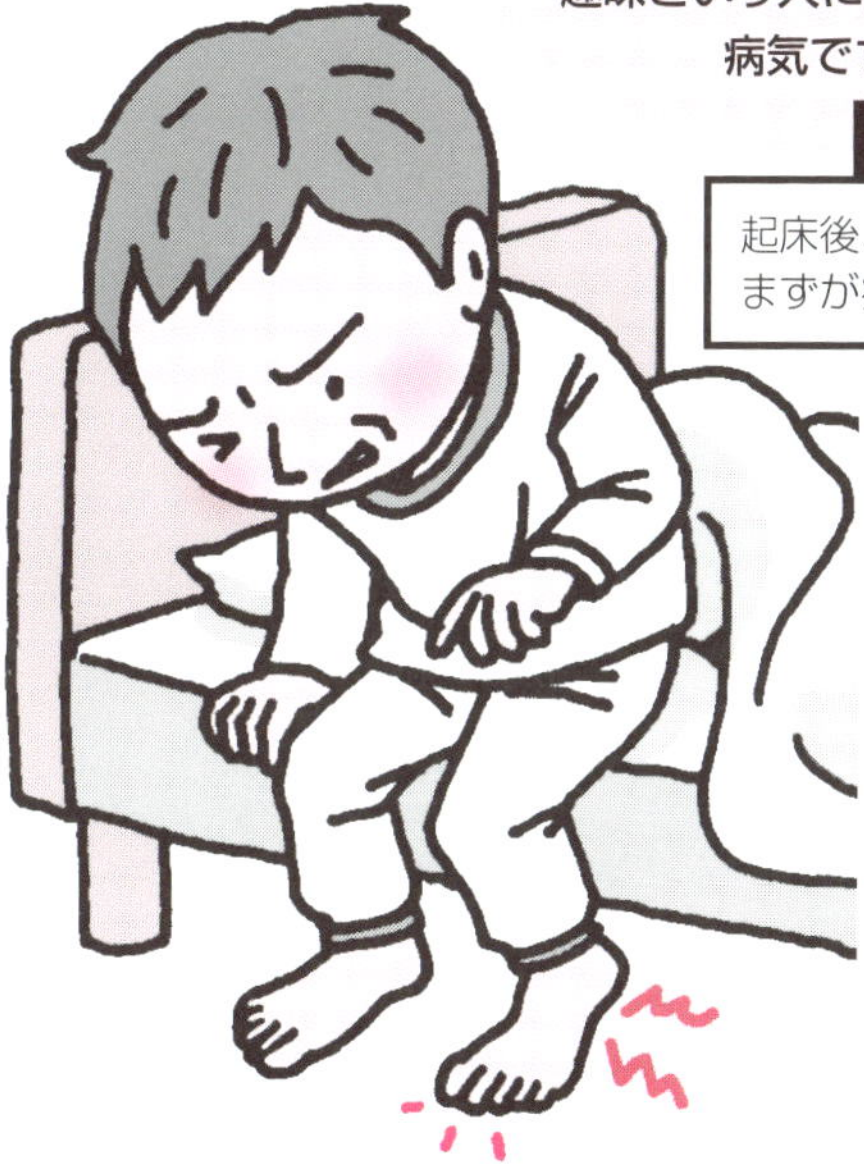

むずむず脚症候群

原因ははっきりしませんが、足そのものではなく神経系の異常と考えられています。夜、布団に入って眠ろうとするときなどに起き、睡眠障害の原因になります。

【特徴的な症状】

夜間じっとしていると足にむずむずするような不快感が生じ、足を動かさずにはいられなくなる／足を動かすと症状は軽くなる

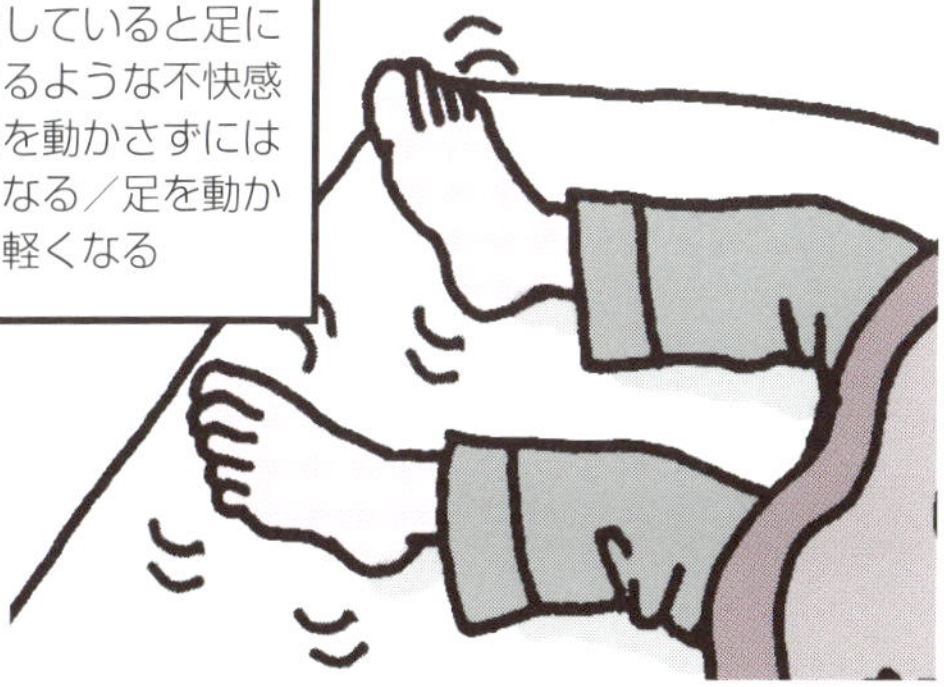

まず整形外科を受診したほうがよいことも

下肢静脈瘤の症状だと思っていても、じつは別の原因だったということは意外に多いものです。

とくに高齢の方は、骨や関節などの病気が原因になっていることが少なくありません。症状の特徴などから、静脈瘤以外の病気である可能性が高ければ、まず整形外科を受診するとよいでしょう。

COLUMN

手の血管のボコボコも静脈瘤?

足とは違って弁は正常。通常、治療はしない

　足だけでなく、手、とくに手の甲からひじにかけての前腕の静脈が青く浮き出て、気になっているという人も少なくないようです。手の静脈にも弁はありますが、心臓とあまり位置が変わらないため、弁が壊れることはまずありません。

　医学的には「手の静脈瘤」という定義自体があいまいです。ほとんどの場合は生理的な静脈の拡張で病気ではありません。浮き出て見えるのは、年齢とともに皮膚の張りが失われ、血管が目立つようになっただけです。むしろ点滴や採血の際は、静脈が浮き出ているほうが処置を受けやすいという面もあります。

　それでも、なんとしてでも目立たなくしたい、きれいにしたいという場合には、硬化療法、あるいはレーザー治療がおこなわれる場合もあります。ただし、この場合の治療は美容目的になりますので、保険の適用はなく自費診療となります。実施している医療機関も限られています。

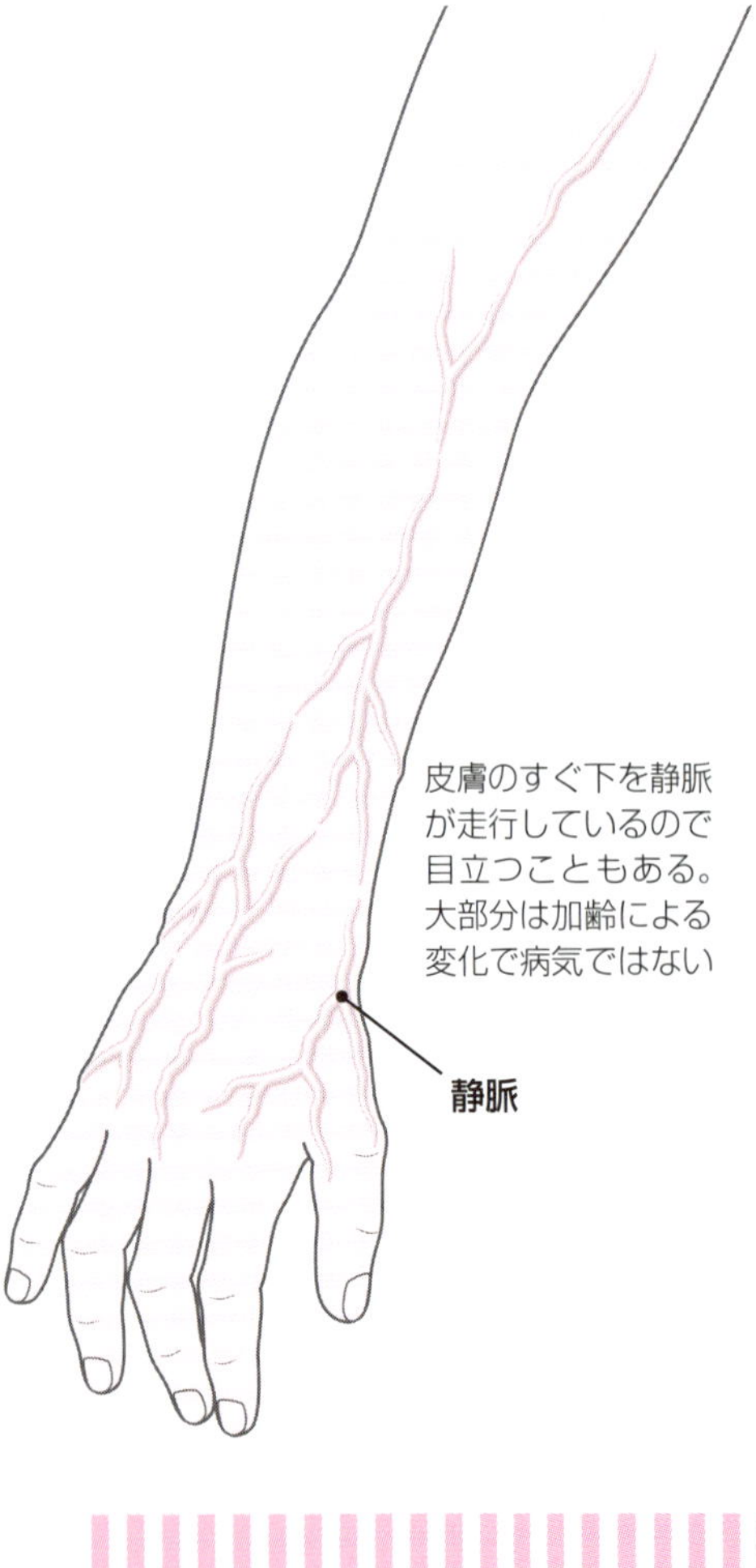

皮膚のすぐ下を静脈が走行しているので目立つこともある。大部分は加齢による変化で病気ではない

4

症状を楽にする暮らし方のポイント

ひとまず「治療はしない」という選択をした人はもちろん、
治療を受けたあとであっても、
「足は血液がたまりやすいところ」という
体のしくみ自体は変わりません。
足に血液をためない生活を心がけることが、
症状の改善、悪化防止、再発予防につながります。

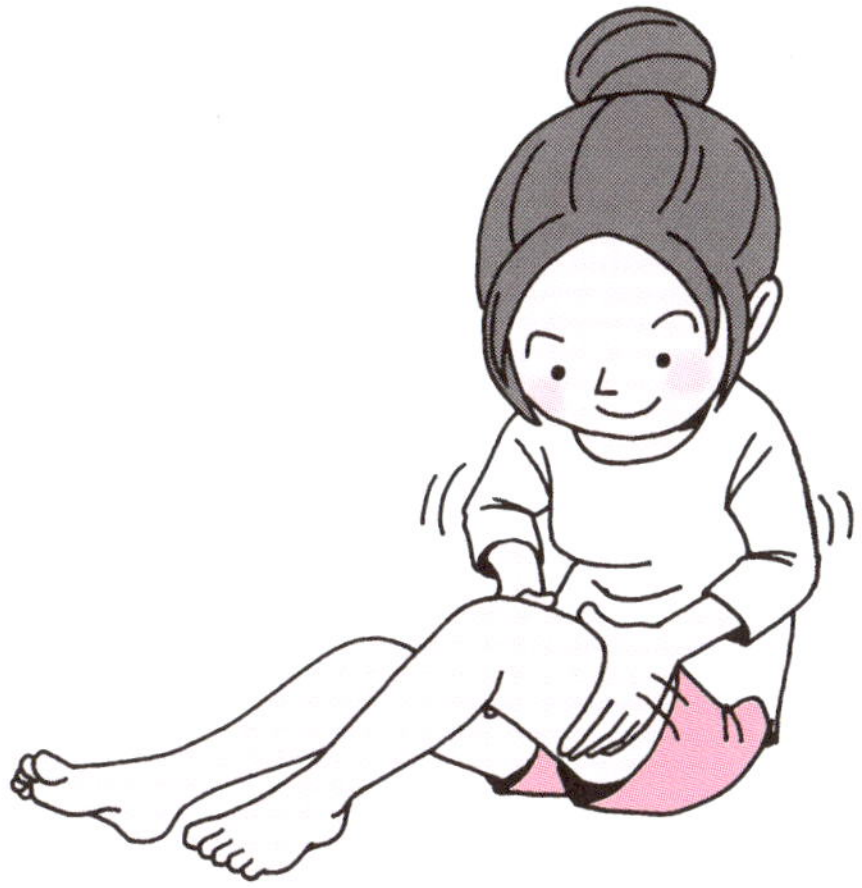

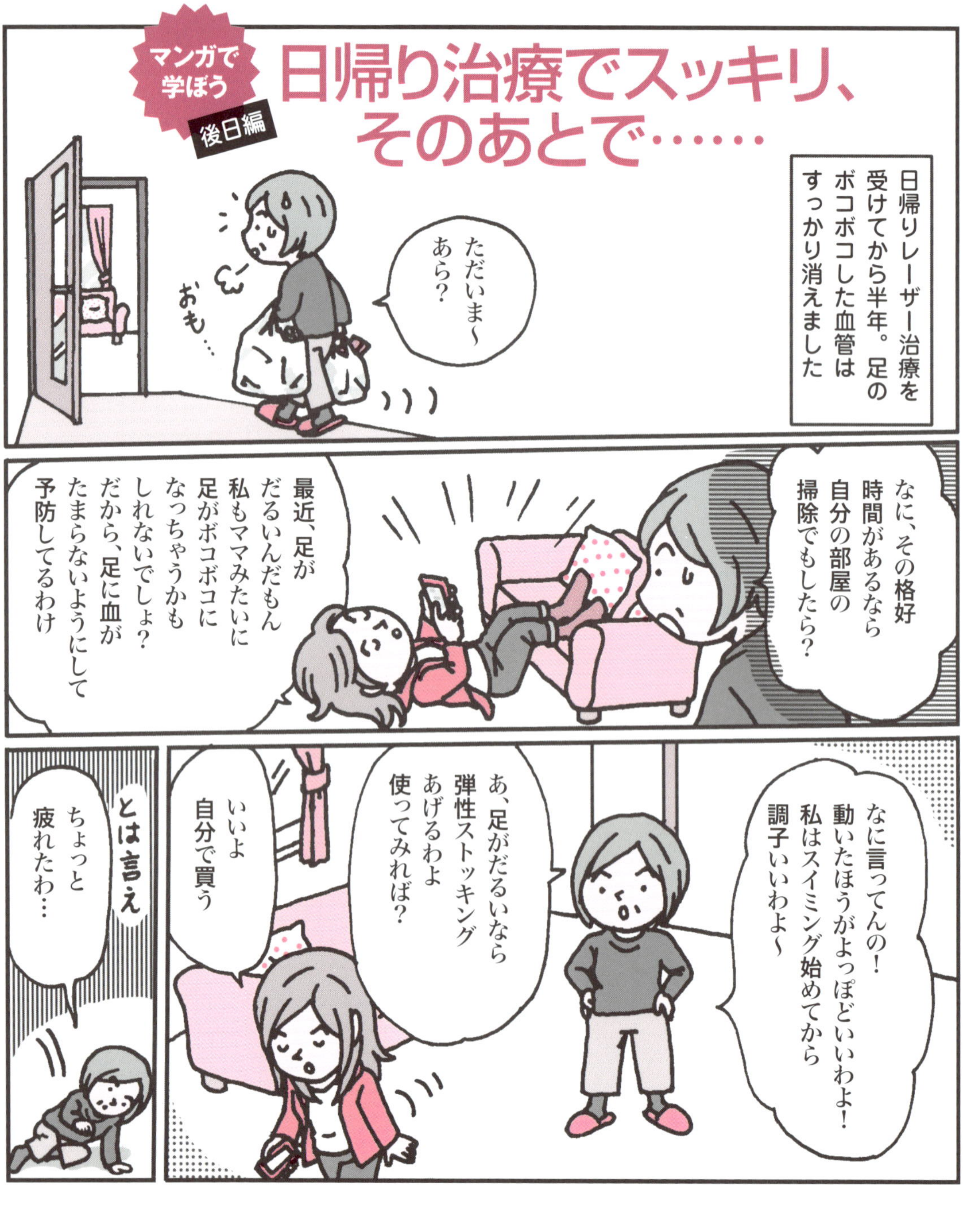
マンガで学ぼう
後日編
日帰り治療でスッキリ、そのあとで……
日帰りレーザー治療を受けてから半年。足のボコボコした血管はすっかり消えました
ただいま～ あら？
おも…
なに、その格好 時間があるなら自分の部屋の掃除でもしたら？
最近、足がだるいんだもん 私もママみたいに足がボコボコになっちゃうかもしれないでしょ？ だから、足に血がたまらないようにして予防してるわけ
なに言ってんの！ 動いたほうがよっぽどいいわよ！ 私はスイミング始めてから調子いいわよ～
あ、足がだるいなら弾性ストッキングあげるわよ 使ってみれば？
いいよ 自分で買う
とは言え
ちょっと疲れたわ…

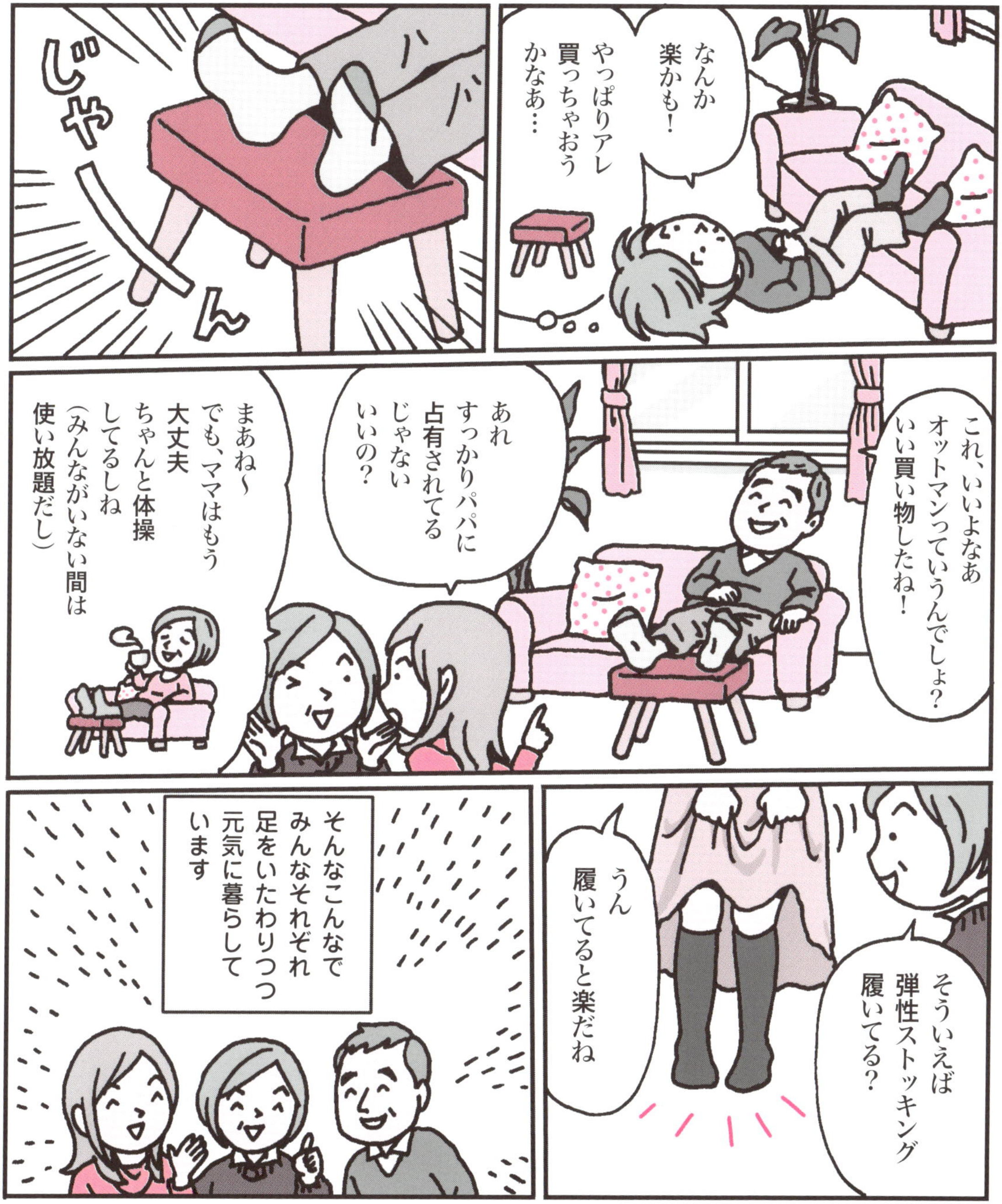

なんか楽かも！ やっぱりアレ買っちゃおうかなあ…
じゃ〜ん
これ、いいよなあ オットマンっていうんでしょ？ いい買い物したね！
あれ すっかりパパに占有されてるじゃない いいの？
まあね〜 でも、ママはもう大丈夫 ちゃんと体操してるしね (みんながいない間は使い放題だし)
そういえば弾性ストッキング履いてる？
うん 履いてると楽だね
そんなこんなでみんなそれぞれ足をいたわりつつ元気に暮らしています

4 症状を楽にする暮らし方のポイント

適度な締めつけが静脈血の流れをよくする

足のむくみやだるさは、弾性ストッキングの使用である程度減らせます。不快な症状がある人、立ち仕事が多い人などは治療後の再発を防ぐためにも上手に利用しましょう。

タイプ、サイズは自分に合ったものを

「症状を楽にする」という点では、弾性ストッキングの着用は非常に有効です。とりあえず治療はしないけれど症状が気になっているという人、治療はしたものの足がむくみやすい状態が続いている人は、試してみましょう。

医療用にくらべ市販品は全般的に圧力が低めですが、最初は市販品でもかまいません。ただし、タイプやサイズは自分に合ったものを選びましょう。合わないものを使っているとトラブルの原因になります（→84ページ）。

ギュッと締めれば勢いが増す

同じ量の水なら、通り道が細いほど流れる勢いがよくなります。弾性ストッキングで足を締め、静脈を圧迫することで血液の流れも改善します。

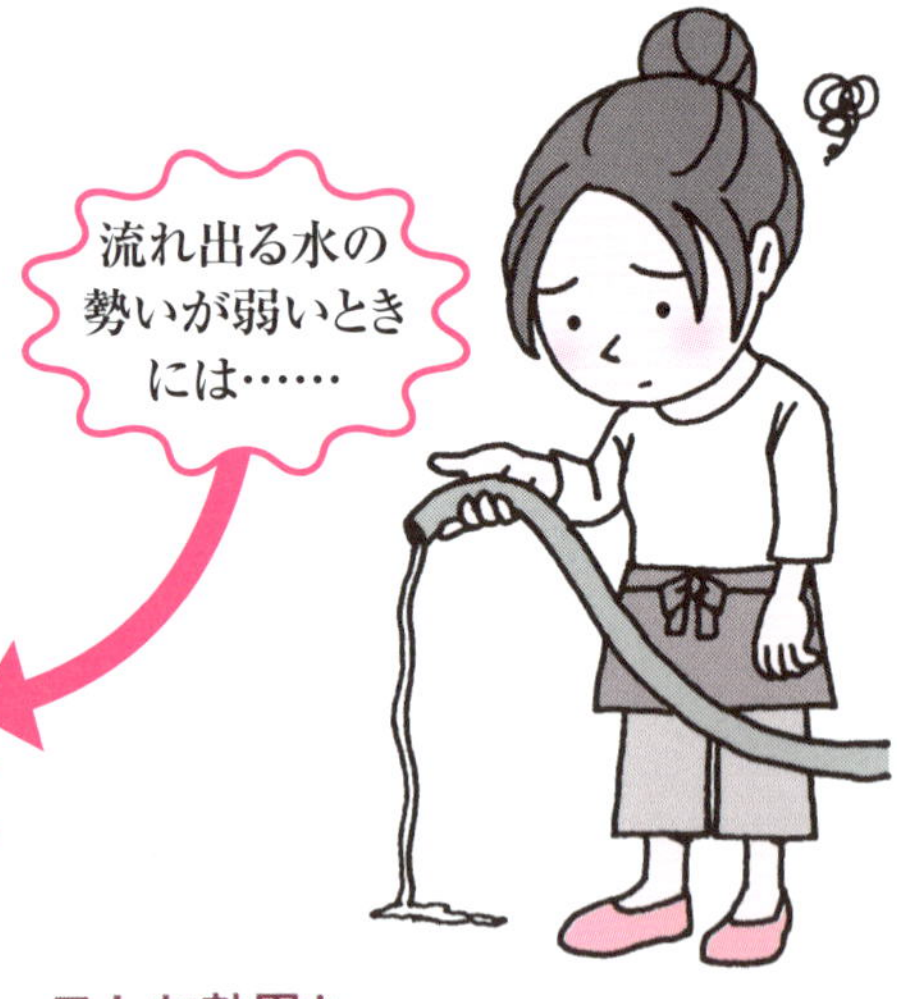
流れ出る水の勢いが弱いときには……

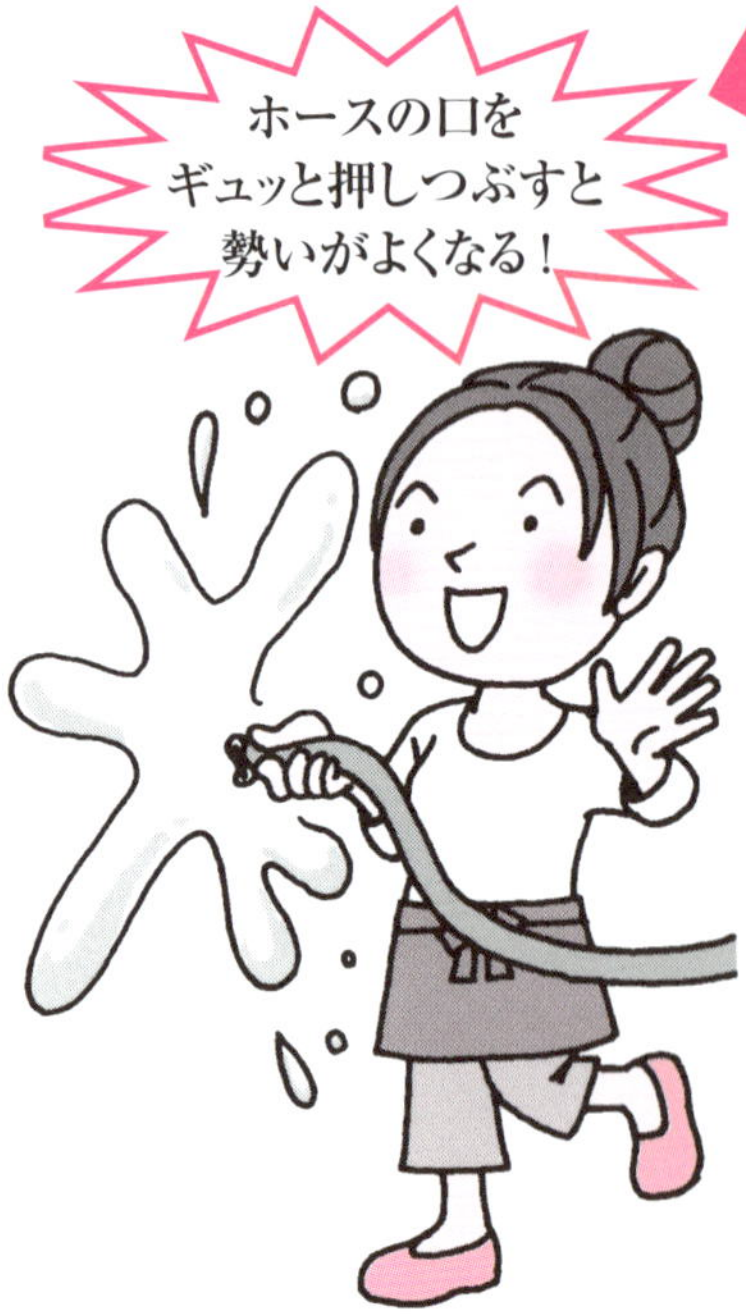
ホースの口をギュッと押しつぶすと勢いがよくなる！

こんな効果も……

- 筋ポンプ作用を強める
- 血管が細くなると静脈弁の働きがよくなる
- 心拍出量が増加する
- 毛細血管の循環が改善される

弾性ストッキングの選び方

タイプは、ひざ下までのハイソックスタイプが基本ですが、太ももまでのストッキングタイプもあります。サイズや圧力もさまざまですので、自分に合ったものを選びましょう。

タイプを選ぶ

**どのタイプでも効果は
あまり変わらないので、いちばん履きやすい
ハイソックスを選ぶのが基本**

タイプ	特徴	つま先あり	つま先なし
ハイソックス	ひざ下まで。基本はこれ	寒い時期はあたたか。足の甲が痛くならない	夏場は蒸れにくい。先端がめくれ上がると、足の甲が痛くなりやすい
ストッキング	太ももまでカバーする		
パンティストッキング	おしりの部分まであるので、下がりにくい		

サイズを確認する

**ストッキングのサイズは、
足首とふくらはぎの径で決められている。
自分の足首とふくらはぎの径を測り、
商品のサイズ表に照らし合わせ、
当てはまるものを選ぶ。足首と
ふくらはぎでサイズが異なる場合は、
足首のサイズで選ぶ**

たとえば、足首はMサイズ、ふくらはぎはLサイズに当てはまる人は、Mサイズのものを選択するのが基本

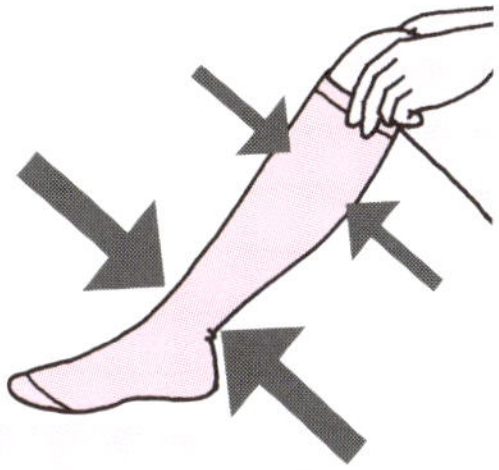

足首に最も強い圧がかかり、太ももに向かって圧が弱まるように作られている

圧力を選ぶ

**弱圧（20mmHg 未満）、弱中圧（20～30mmHg）、
中圧（30～40mmHg）、強圧（40～50mmHg）の４段階。
中圧が基本だが、履きにくければ
弱中圧のものでもよい**

▼圧迫圧と使用目的

	弱圧	弱中圧	中圧	強圧
圧力（mmHg）	～20 mmHg	20～30 mmHg	30～40 mmHg	40～50 mmHg
圧力（hPa）	20 hPa ～ 30 hPa	30 hPa ～ 40 hPa	40 hPa ～ 50 hPa	50 hPa ～ 60 hPa
目的	入院時、深部静脈血栓症（→38 ページ）の予防	下肢静脈瘤（高齢者、女性）	下肢静脈瘤（血管内治療後など）	リンパ浮腫、うっ滞性潰瘍、血栓後遺症

医療機関で処方される場合、圧力の単位は水銀柱ミリメートル（mmHg）を用いるが、市販品はヘクトパスカル（hPa）での表示が多い。1mmHg＝1.33 hPa

弾性ストッキング②

履き方のコツを知れば使い続けやすい

弾性ストッキングは、使い始めてもすぐに履くのをやめてしまう人が少なくありません。「履けば楽だけど……」という人は、上手な履き方、履き方のコツを知っておきましょう。

よくあるトラブル解消法

よくある「かぶれ」は、多くは引き上げ過ぎが原因です。かぶれそのものはステロイド軟膏で対応可能ですが、正しい履き方かどうか見直してみましょう。

履くのがたいへん！

- 正しい手順で履く（左ページ）
- 手に力が入らない、手が痛む人は補助具を使うとよい

かぶれてしまった！

- 引き上げ過ぎると、ストッキングの戻ろうとする力で摩擦が強くなり、とくにゴムの部分にかぶれが生じやすい。丈が合わないなら別の製品に変更
- 素材そのものが合わなかったり、汗で蒸れたりするなら履く時間を短くする。履きなれた普通のストッキングの上から重ねて履いてもよい

ずり落ちる、なんとなくゆるい……

- ストッキングタイプのものはずり落ちてくることも。ガーターベルトを使うか、上から普通のストッキングを履く
- 毎日履いた場合の寿命は約6ヵ月。ゆるくなったら買い替える

いろいろな補助具

●すべりをよくするタイプ

ツルツルしたすべりのよい布製の補助具を足にかぶせてからストッキングを履き、あとから布を引き抜く（アリオン　イージースライド ※1）

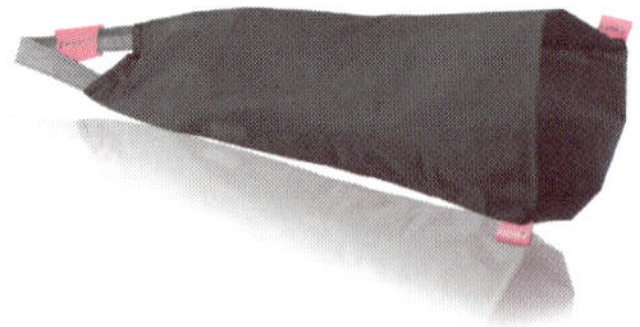

●器具を使うタイプ

棒にかぶせたストッキングをロール状の補助具に巻き取り、足を挿し入れて転がすように引き上げていく（シグバリス ドッフン・ドナー ※1）

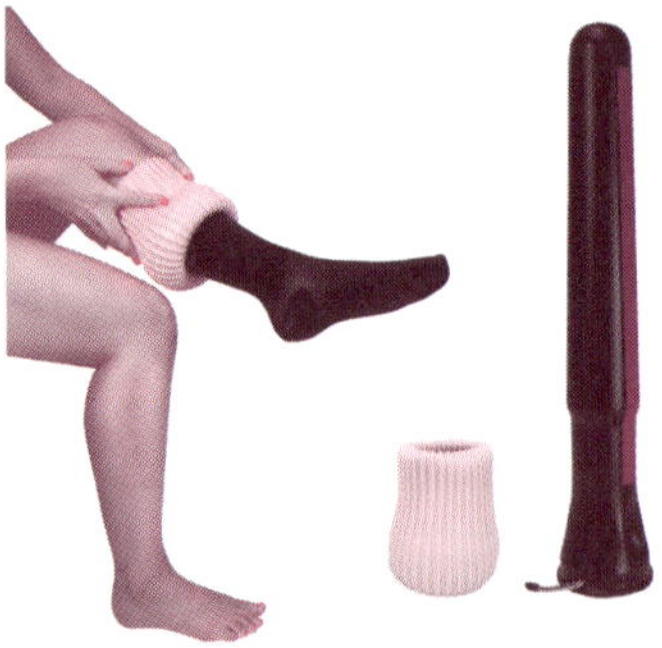

中央の突起部にストッキングをかぶせて足を挿し入れ、器具の持ち手を引き上げる（ジョブスト® ストッキングドナー ※2）

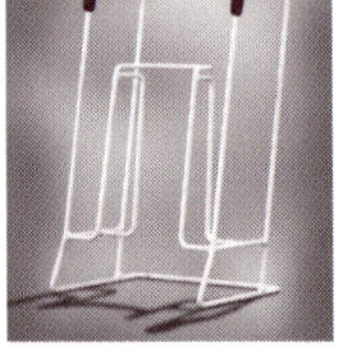

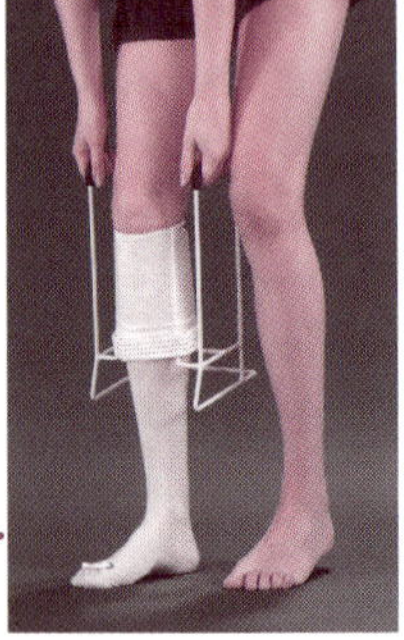

写真提供
※1 九州メディカルサービス株式会社
※2 テルモ株式会社

「履いているほうが楽」なら上手に活用する

正しく使えば症状改善に高い効果がある弾性ストッキングですが、普通の靴下のようには履けません。「硬すぎて履けない」「手が痛くなる」「履きにくい」などという声も聞かれます。「履いているほうが楽」という人は、うまく履く方法を習得しておきましょう。履き方のコツがわかれば、使い続けやすくなります。

どうしてもうまく履けない場合は、無理に続けなくてもかまいません。

上手に履くコツをマスターしよう

弾性ストッキングは生地が硬いため、普通のストッキングのようにたくし上げて履こうとするとうまく履けません。途中まで裏返し、足先からかかとまで、一気に挿入するのがポイントです。

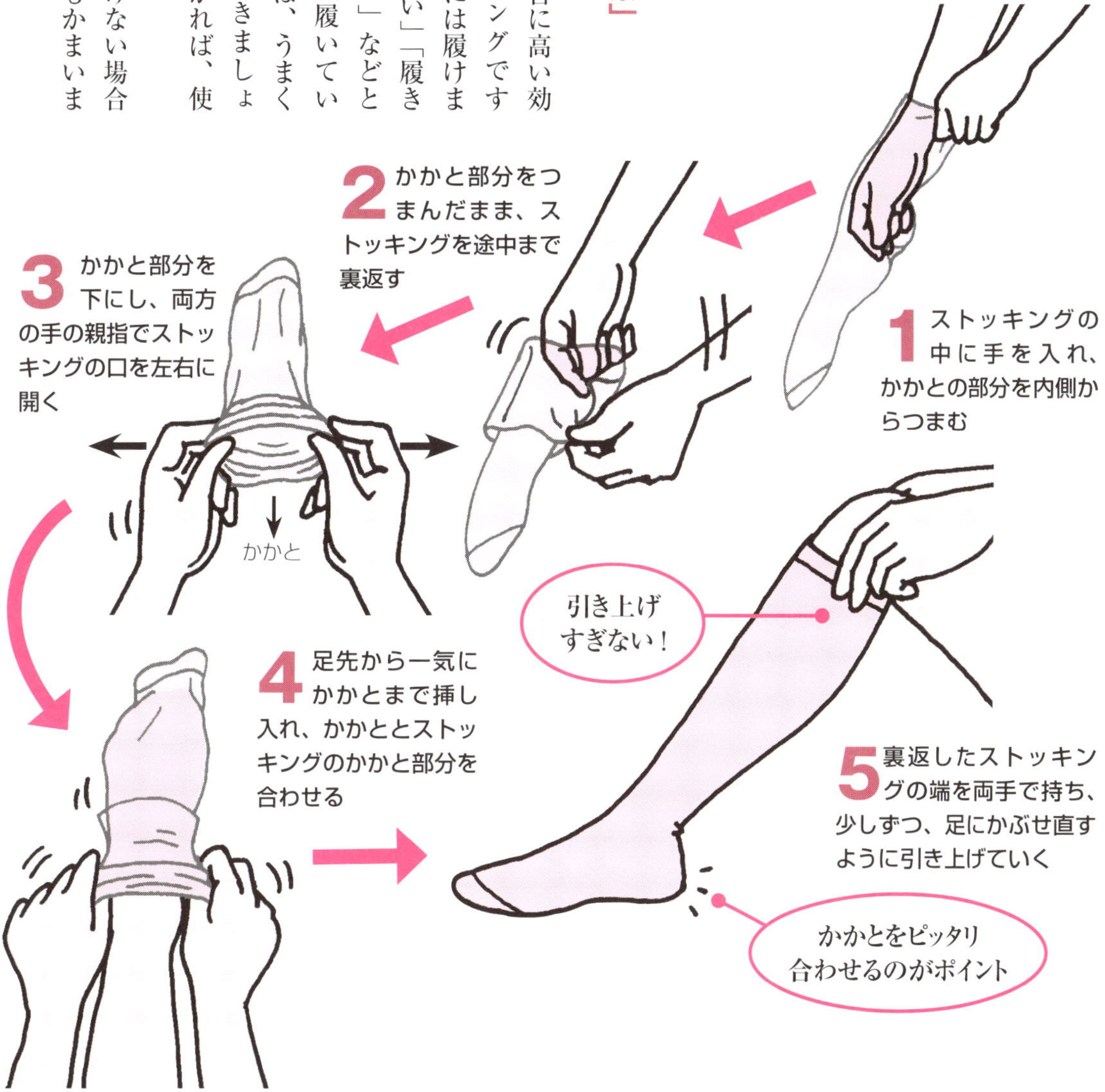

1 ストッキングの中に手を入れ、かかとの部分を内側からつまむ
2 かかと部分をつまんだまま、ストッキングを途中まで裏返す
3 かかと部分を下にし、両方の手の親指でストッキングの口を左右に開く
かかと
4 足先から一気にかかとまで挿し入れ、かかととストッキングのかかと部分を合わせる
5 裏返したストッキングの端を両手で持ち、少しずつ、足にかぶせ直すように引き上げていく
引き上げすぎない！
かかとをピッタリ合わせるのがポイント

運動

ふくらはぎを鍛えて「筋ポンプ作用」を高める

足を動かすと、静脈は筋肉のリズミカルな圧迫を受け、たまった血液が押し出されます。これが筋ポンプ作用です。

筋肉の動きが血液を動かす

歩いたり、しゃがむ動作などをくり返すと、ふくらはぎの筋肉に力が入ってふくらんだり、元に戻ったりします。その動きが、すぐそばを走行する静脈をリズミカルに圧迫し、血液を押し上げるポンプとして作用します。

筋ポンプ作用のしくみ

●筋肉が収縮しているとき

筋肉がふくらんで静脈を圧迫。血液が心臓のある方向に押し出される

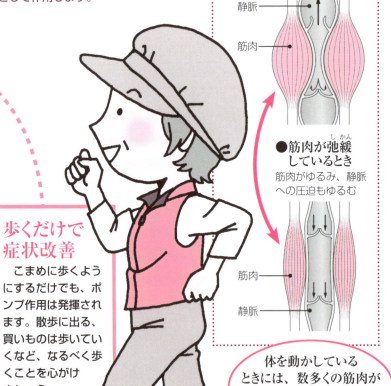

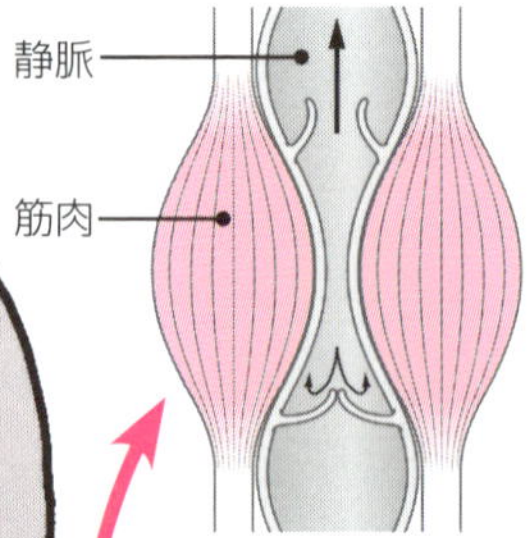

●筋肉が弛緩《しかん》しているとき

筋肉がゆるみ、静脈への圧迫もゆるむ

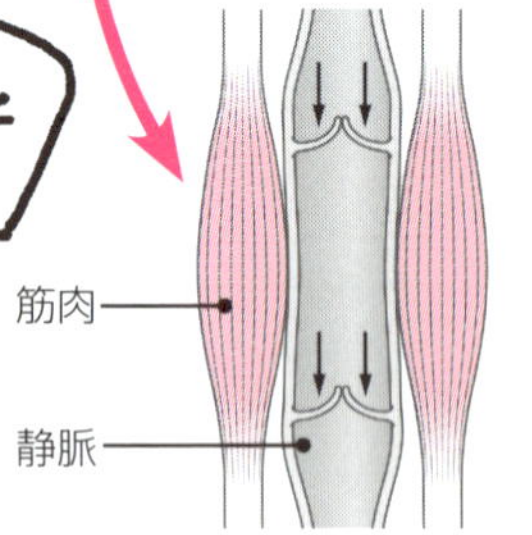

体を動かしているときには、数多くの筋肉がそれぞれに収縮と弛緩をくり返している

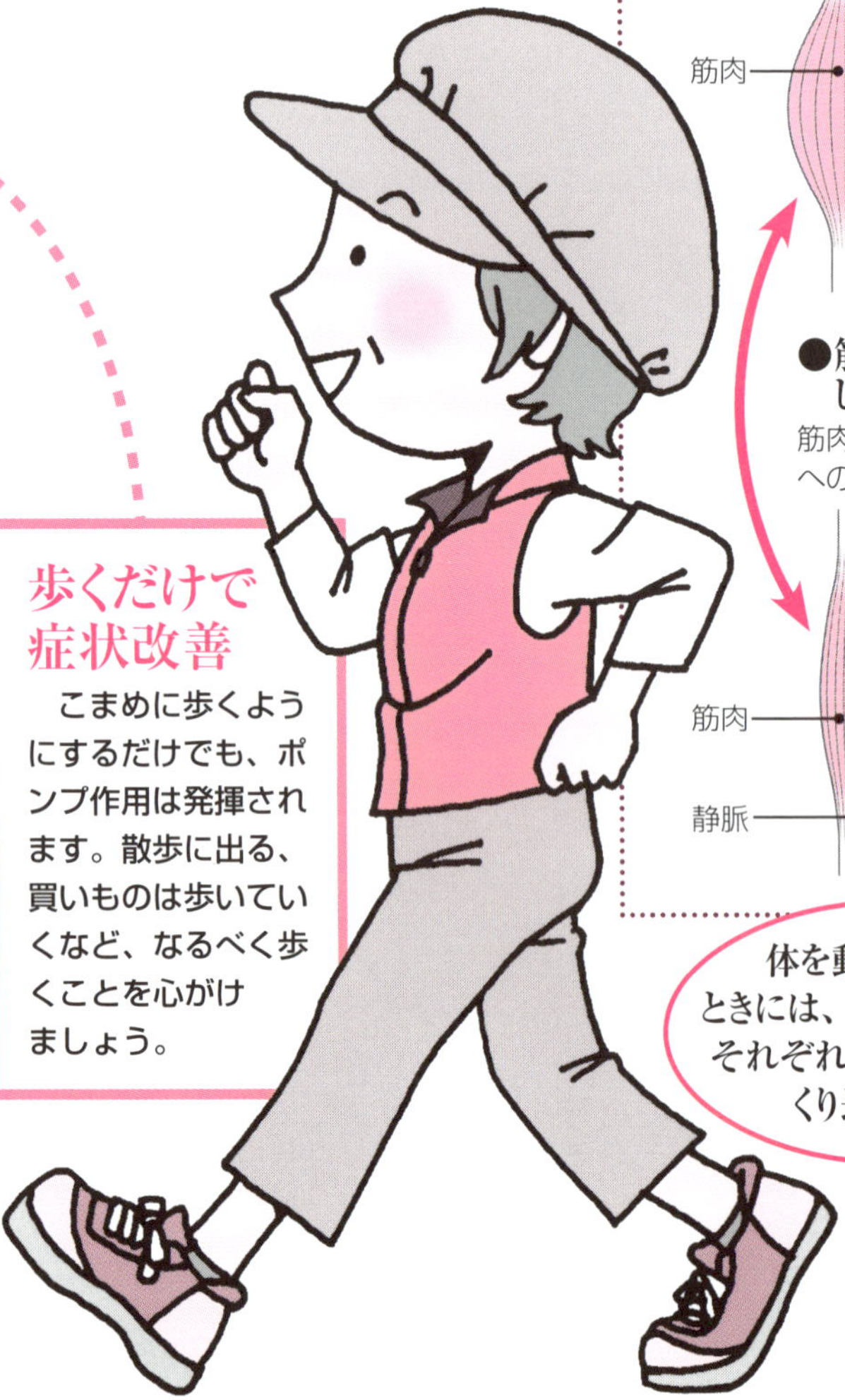

歩くだけで症状改善

こまめに歩くようにするだけでも、ポンプ作用は発揮されます。散歩に出る、買いものは歩いていくなど、なるべく歩くことを心がけましょう。

「第二の心臓」を十分に働かせよう

足にはいくつもの筋肉がありますが、足にたまった血液を心臓に向けて押し出すには、とくにふくらはぎの筋肉を動かすのが効果的です。

ふくらはぎの筋肉は、「第二の心臓」ともいわれるほどポンプ作用が強く、足にたまった血液を押し上げます。血液が押し上げられることで、全体の血流がよくなり、心臓に血液が戻りやすくなります。

座ってばかりで運動不足になりがちな人は、歩く機会を増やしましょう。また、部屋の中でできるスクワット、かかとの上げ下げの運動も積極的におこなっていきましょう。

筋力アップも図ろう

筋肉の量が減ると筋ポンプ作用は低下してしまいます。筋肉を鍛えるための運動も取り入れていきましょう。もちろん、運動そのものによる症状改善の効果も期待できます。

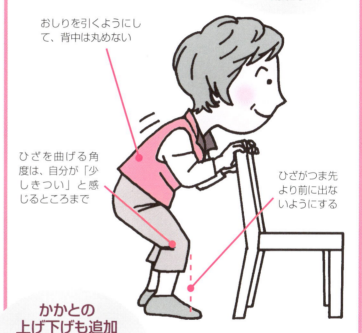

スクワット

しゃがむ動作は、おしりや太もも、ふくらはぎなど、下半身の筋力アップに効果的

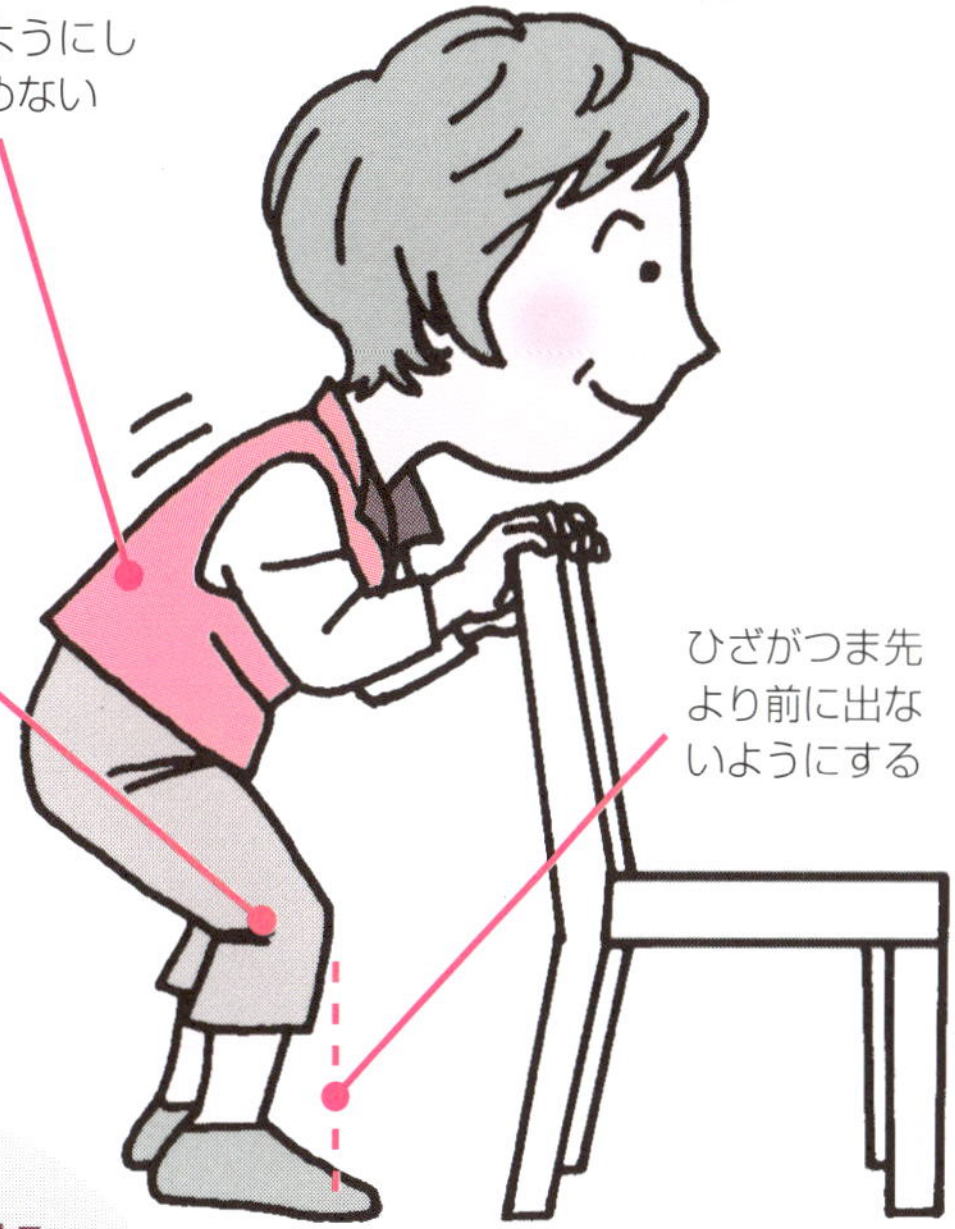
おしりを引くようにして、背中は丸めない
ひざを曲げる角度は、自分が「少しきつい」と感じるところまで
ひざがつま先より前に出ないようにする

椅子の背などに手を置き、足を肩幅と同じくらいに開く。ひざを曲げ、おしりを引くようにゆっくり腰を落としてから、ゆっくり元の姿勢に戻る。これを数回くり返す

かかとの上げ下げも追加

ふくらはぎの筋肉を集中的に鍛えられる。立ち仕事の合間にもできる

(→88 ページ)

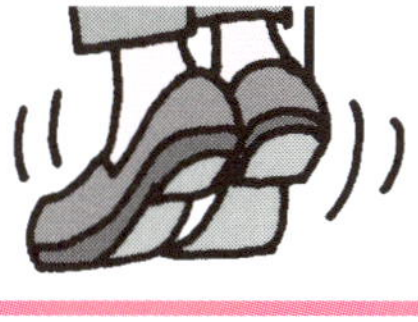

起きているとき

仕事の合間の体操で血流の滞りを防ぐ

仕事をしている間などは、「運動」といっても自由に歩き回るわけにはいかないことも多いでしょう。そんなときは、その場でできる簡単な体操で筋ポンプ作用をアップさせます。

立ち仕事の合間に……

足に最も負担をかけやすい立ち仕事。長時間、限られたスペースで過ごし、動く機会が少ない場合には、足だけを効率的に動かす体操をくり返しましょう。

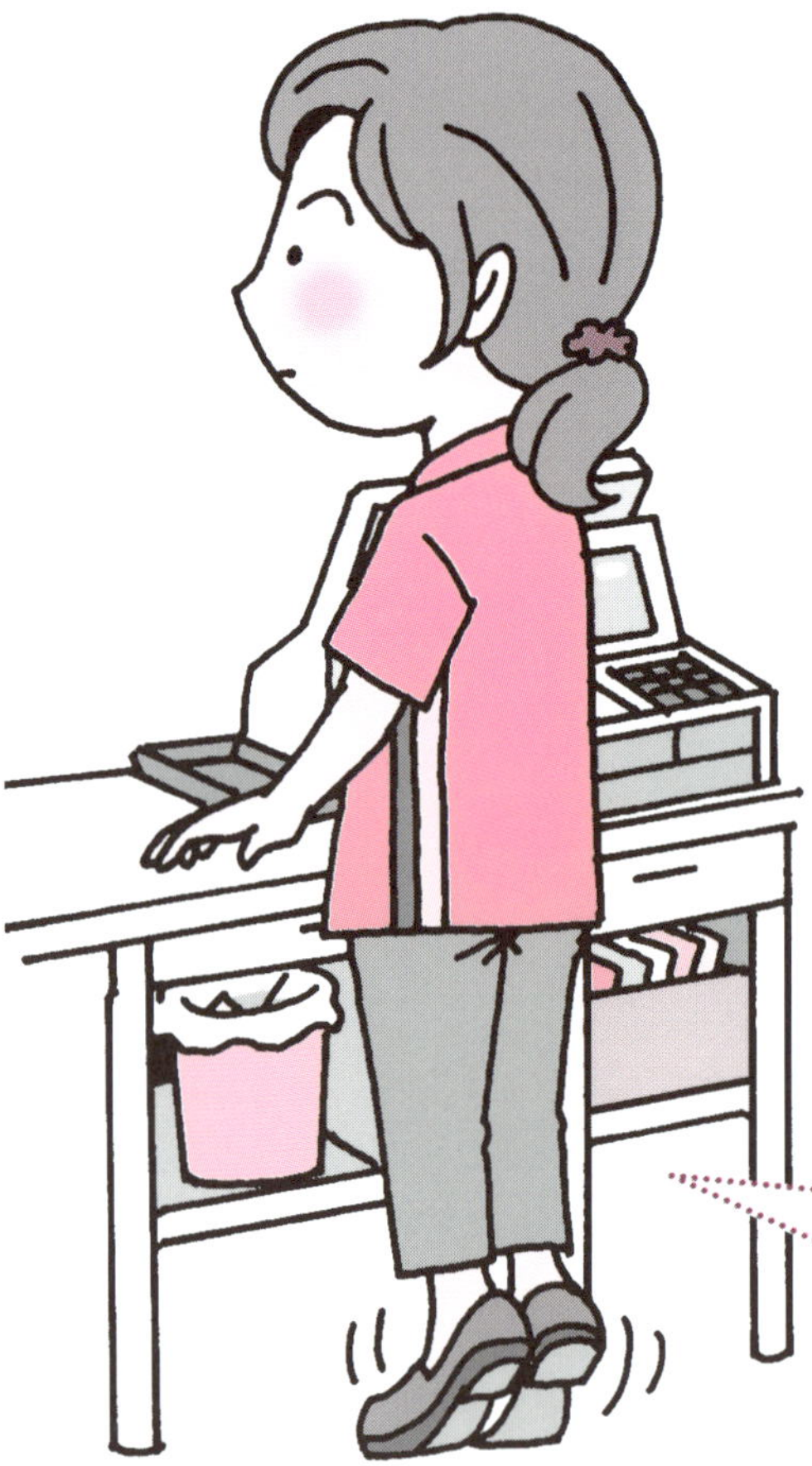

つま先立ちのくり返し

台に手を置き、体を支えながらつま先立ちをくり返し、かかとを上げたり下げたりする。1時間ごとに10回くらいずつ、くり返してみよう

かかとの上げ下げ（つま先立ちのくり返し）により、ふくらはぎの筋肉は収縮・弛緩をくり返す。筋ポンプ作用で血液が押し上げられる

その場で足踏み

ひざを大きく持ち上げて、その場で足踏みをくり返す。つま先立ちと合わせておこなえば、より効果的

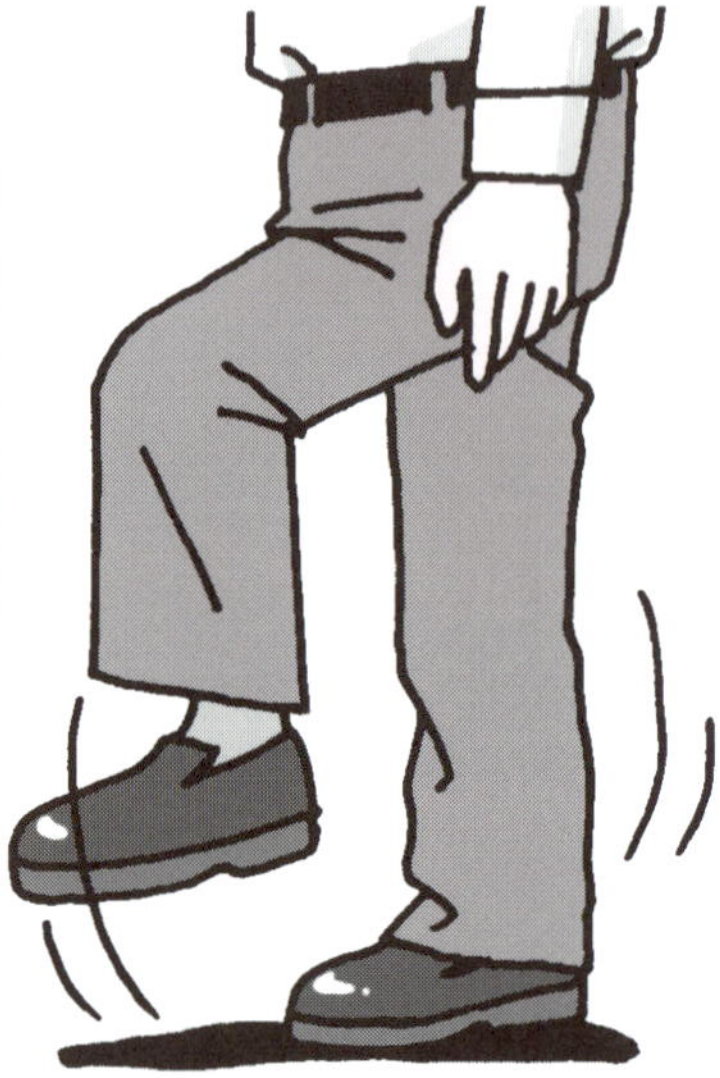

弾性ストッキングを履いたうえで体操すれば、より血流の改善につながる

デスクワークの合間に……

座っているからといって、足の負担が大きく減るわけではありません。長時間、座りっぱなしの状態を続けていれば、足の血流は悪化していきます。

座ったままでできる体操を、意識的に取り入れていきましょう。

足だけの運動なら仕事中でも実行しやすい

立ちっぱなしも座りっぱなしも、足の血流を悪化させてしまいます。仕事中に大きな動きのある体操はしにくいものですが、足だけなら目立ちにくく実行しやすいでしょう。疲れを感じたら、すぐに足を動かしてみてください。

ふだんから「お昼時に一回、休憩時に一回、夕方一回」など、体操をするタイミングを決めておくのもよいでしょう。つま先立ちの体操は、毎日続けることで、筋量の維持・増強につながります。

トイレに行く、お茶を入れに行くなど、距離は短くても歩く機会をこまめにつくることも、血流の滞りを防ぐためには有効です。

呼吸ポンプ作用をアップ

深呼吸をすると胸腔内圧が下がり、足の血液が心臓に戻りやすくなる。足を動かしながら、鼻から大きく息を吸い込んで、ゆっくり口から息を吐き出すようにすると、より効果的

背中をもたれてだらーん

体が斜めの一直線になるように、椅子に浅く腰をかけて背もたれにもたれかかり、足を肩幅くらいに開いて前に伸ばす

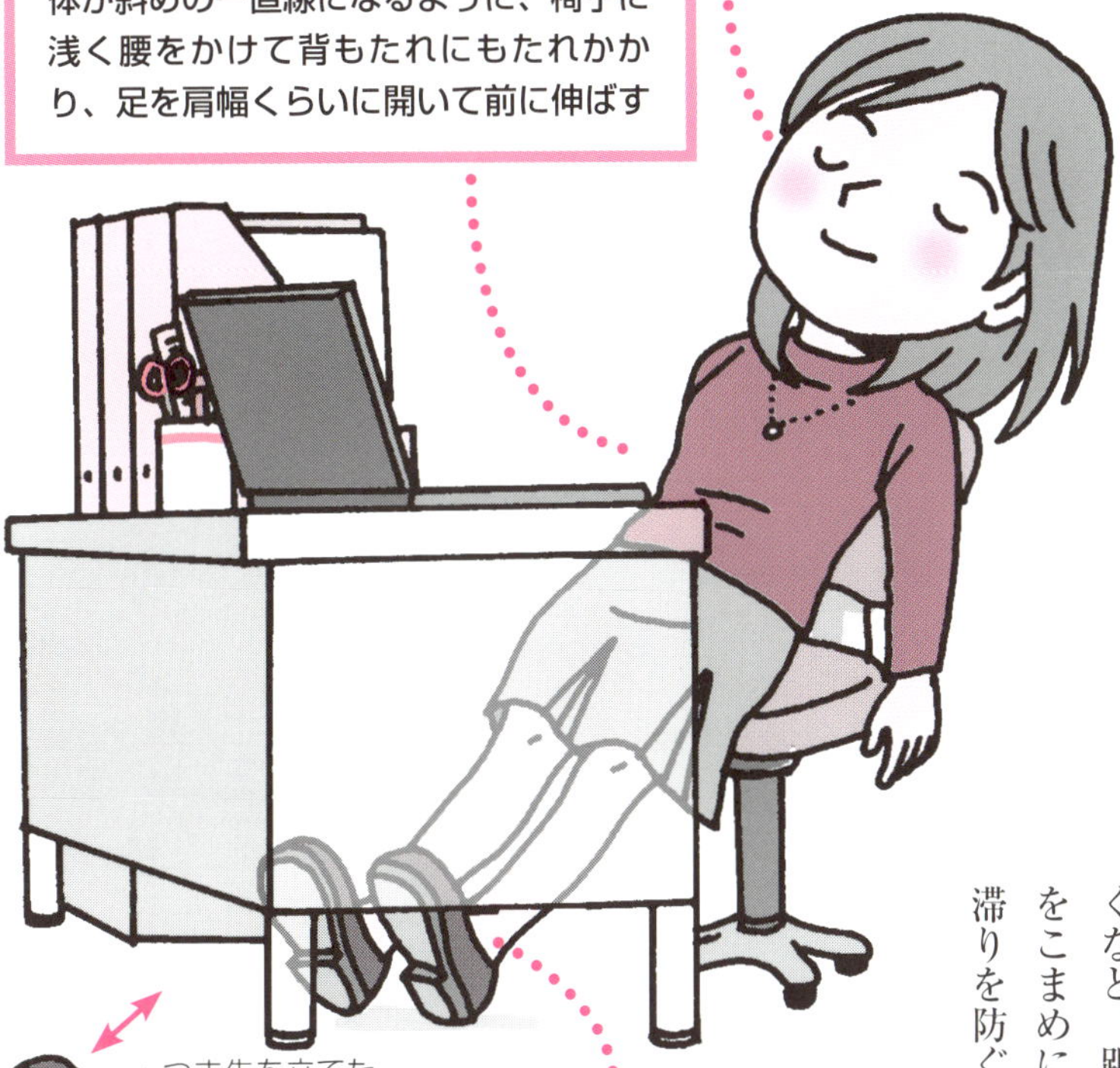

足首の運動

足を軽く浮かせた状態で、足首を動かす。両足を同時に動かすのでも、片足ずつ、互い違いに動かすのでもよい

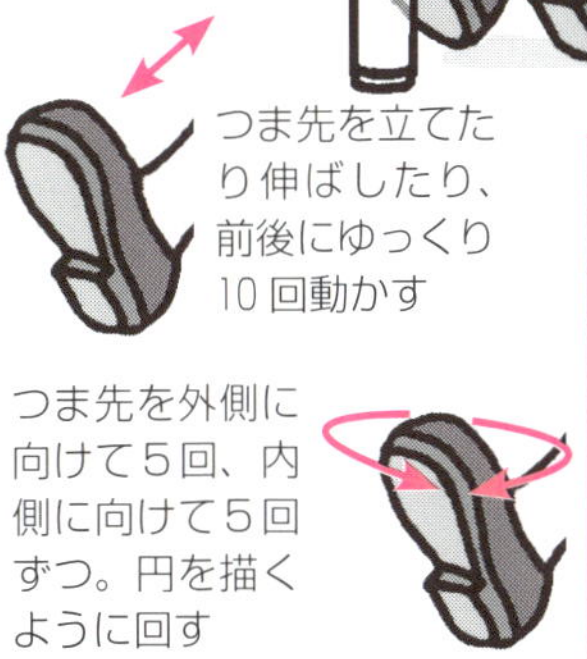

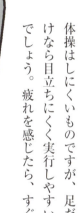

つま先を立てたり伸ばしたり、前後にゆっくり10回動かす
つま先を外側に向けて５回、内側に向けて５回ずつ。円を描くように回す

寝る前に

おやすみ前に流れを改善する体操を

横になれば足の位置は心臓とほぼ同じ高さになり、心臓に向かう血液は流れやすくなります。簡単な体操で血液の流れをもうひと押し。スッキリした足で翌朝を迎えましょう。

就寝前の習慣にしたい 3つの体操

夕方から夜にかけて、血管のふくらみは目立ちやすくなり、不快な症状も強まりがちです。就寝前に、たまった血液をしっかり心臓に戻しておきましょう。

基本の姿勢

- ●あおむけになり、両足を肩幅くらいに開いて伸ばす
- ●力を抜き、両手は体の横に置く

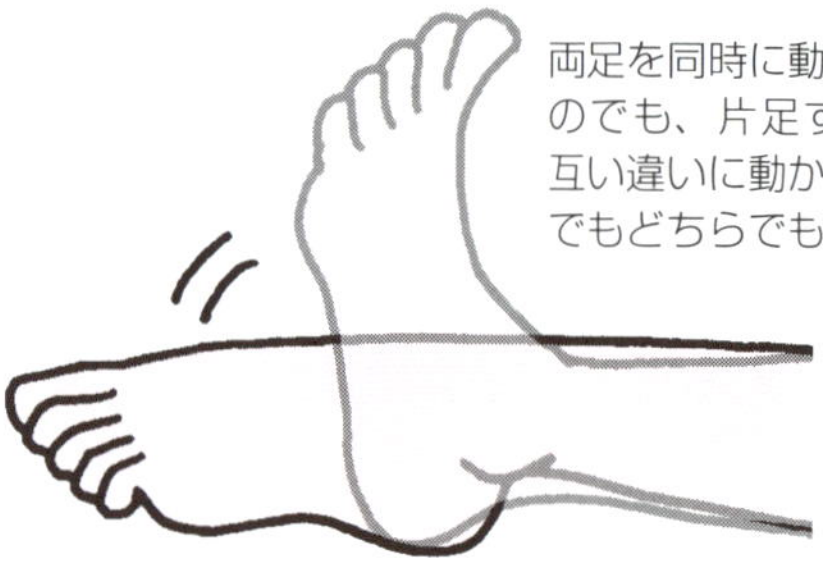

両足を同時に動かすのでも、片足ずつ、互い違いに動かすのでもどちらでもOK

1.足首の体操

①基本の姿勢から、つま先を立てたり伸ばしたり、前後にゆっくり10回動かす
②足首をぐるぐる回す。つま先を外側に向けて５回、内側に向けて５回ずつ

2.エア自転車こぎ

①基本の姿勢から、腰を浮かせるように両足を上げ、自転車のペダルをこぐように互い違いにぐるぐる動かす
② 10回こいだら少し休憩
①〜②を３回ほどくり返してみましょう。

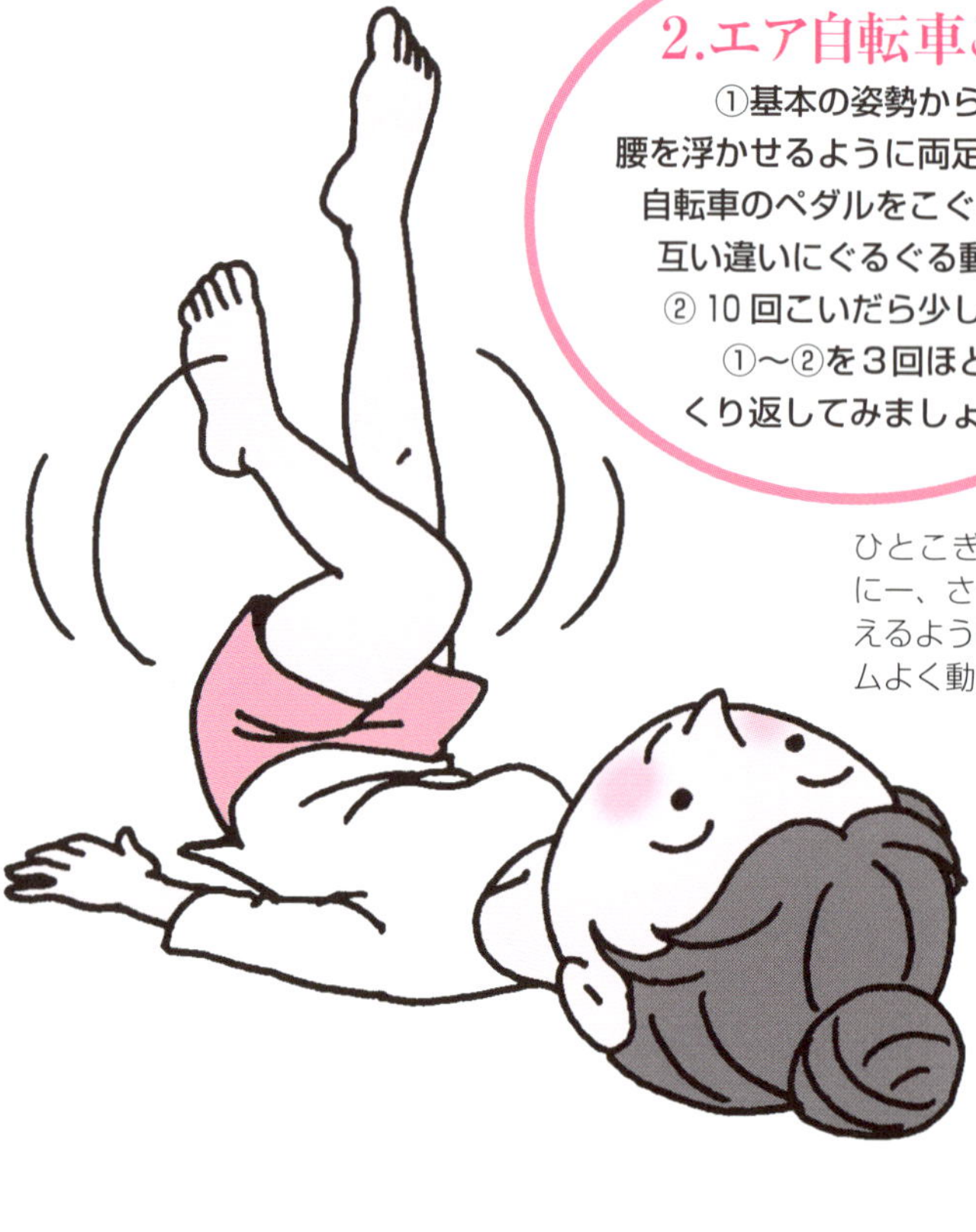

ひとこぎずつ「いーち、にー、さーん……」と数えるようにすると、リズムよく動かせる

足にたまった血液の流れを効率的に促進

　起きているかぎり、立っているときはもちろん座っている間でも、足と心臓には高低差があります。じっとしている時間が長くなれば、血液は低いほうの足にたまりがちです。

　一方、体を横にすれば、それだけで高低差はほとんどなくなり、足から心臓への血液の流れは改善されます。その状態で体操すれば、より効率的に、たまった血液を心臓に戻すことができます。

　日中、横になって休める時間があるときは、ただ横になるだけでなく体操をプラスしてみましょう。昼寝の時間がとれなければ、夜、寝る前だけでもかまいません。

手足はなるべく垂直に。むずかしければ、ひざを軽く曲げた状態でも OK

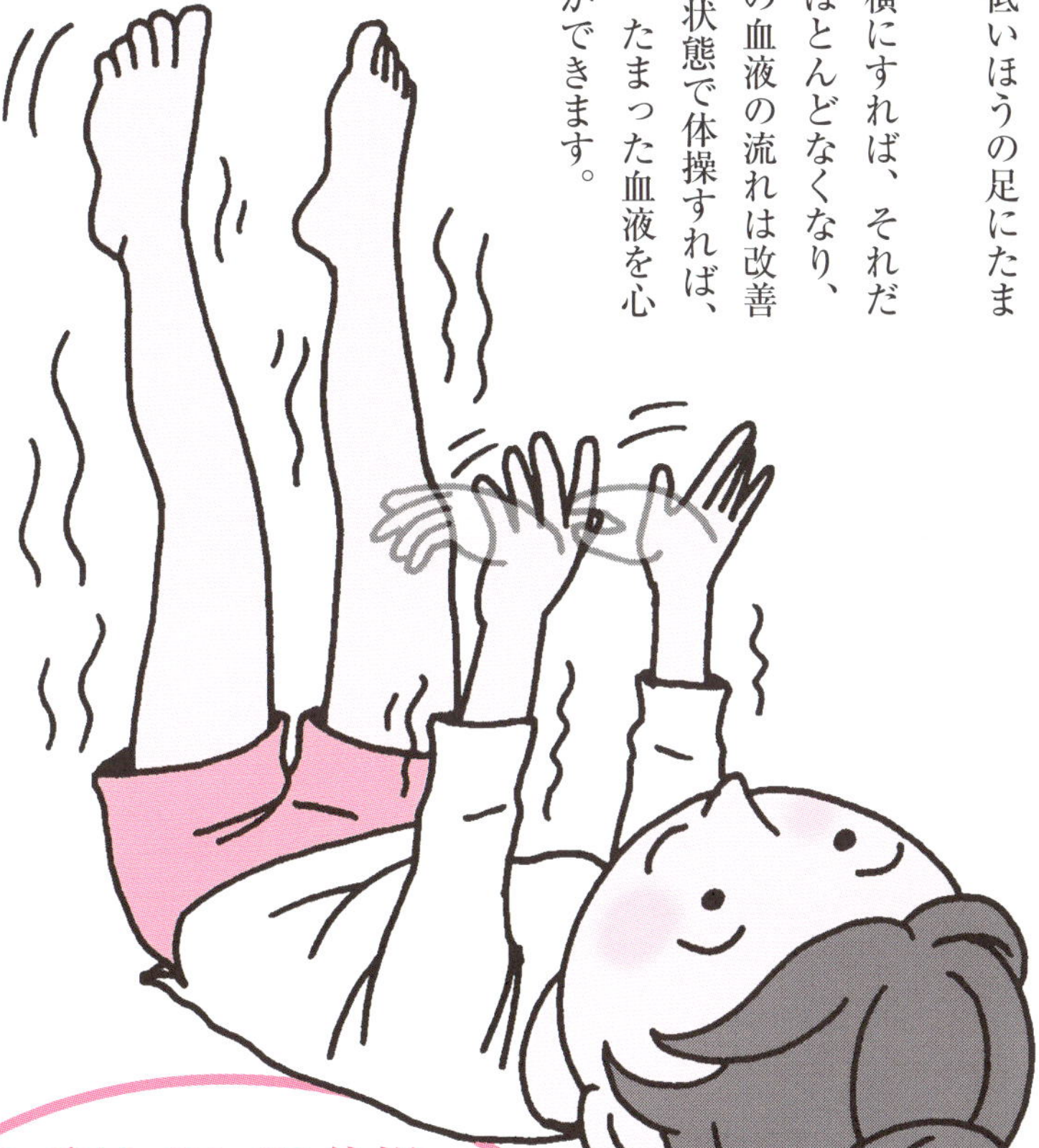

3.手足ブラブラ体操

①基本の姿勢から、両手、両足を天井に向けて上げる
②手足の力を抜いてリラックスさせた状態で、両手両足を小刻みにブラブラと小さくゆする
③ 30～60 秒間ほどブラブラさせたら少し休憩
①～③を３回ほどくり返してみましょう。

マッサージ

手のひらでやさしく、さすり上げる

むくみの症状がつらいときには、手のひらでやさしく、足をマッサージしてみましょう。やさしくそっと、さすり上げるのがポイントです。

むくみを楽にするマッサージのコツ

やさしく、なでるようにさすりあげるマッサージは、足のむくみを改善するのに有効です。床に座った姿勢でおこなうとよいでしょう。

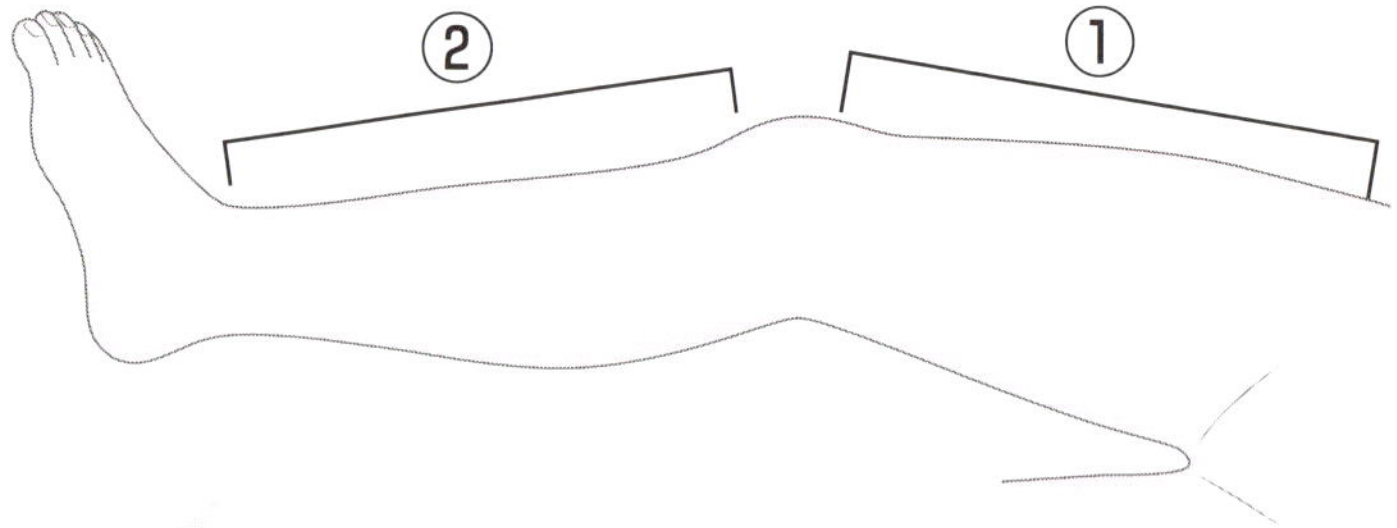

下から上への一方方向に

ひざから足のつけ根までさすり上げたら、両手を離してもう一度ひざから足のつけ根に向けて動かす。足首からひざへの動きも同様に。さすり上げた手を逆向きには動かさないこと

1.区切って上から順番に

①まずはひざの上から足のつけ根に向けて太ももをさすり上げ、
②次は足首からひざに向けてふくらはぎをさすり上げる

2.両手で足をつつみこむように

指先で押すのではなく、手のひら全体で足をつつみこみ、密着させながら下から上へ動かす

オイルなどは好みのものでOK

手の滑りをよくするために、マッサージオイルやクリームを使ってもよい。効果に違いはないので、好みの質感、香りのものを選べばよい

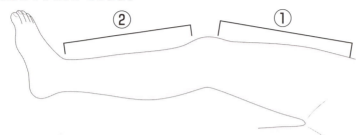

マッサージで静脈が破れることはない

むくみは皮膚表面の近くで起こるので、手の動きで血液の流れを誘導するマッサージは、むくみを改善する効果的な方法のひとつです。

浮き出た血管をいじったら、破れて出血してしまうのではないかと心配する人もいるようですが、マッサージをしたくらいで静脈が破裂するようなことはありません。ギュウギュウ押し付けるようなマッサージをしないほうがよいのは、血管が破れるおそれがあるからというより、血流促進に意味がないからです。

あくまでも「やさしく」を心がけることが大切です。

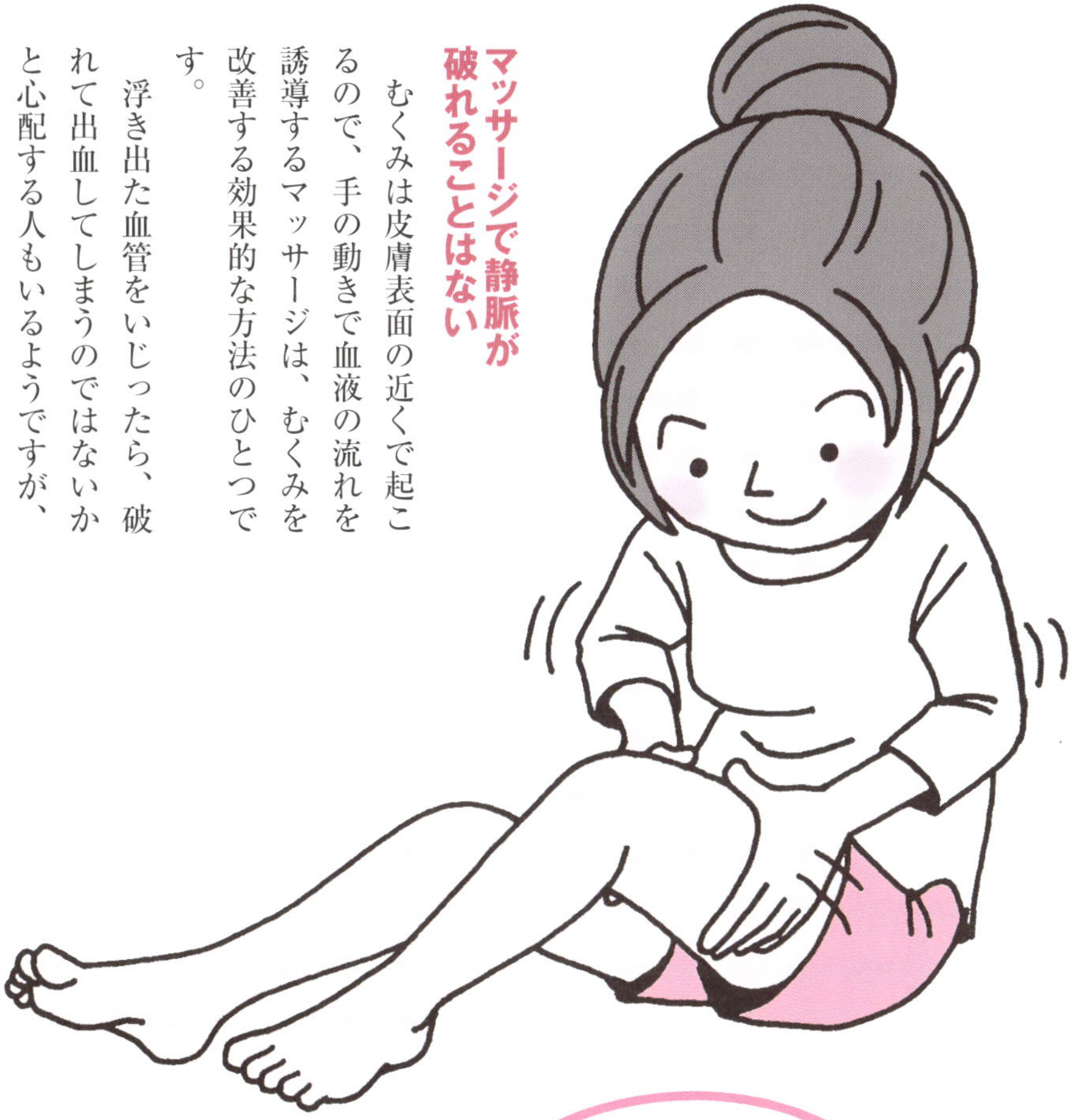

3.強く押しつけすぎない

むくみは足の表面で起きているので、あまり強く押す必要はない。自然な流れを促すのがポイント

リンパ液の流れの改善にも

リンパ管は、足にたまった血液からしみ出た水分の再吸収先のひとつ（→73ページ）。リンパ液が増えすぎると、再吸収できる水分量が減り、むくみの悪化につながります。

たまった血液の流れを促すマッサージは、同時にリンパ液の流れの改善にもつながります。

入浴

ぬるめの長湯で血のめぐりはよくなる

むくみの解消には、ぬるめの湯につかり全身の血液循環をよくするのもよい方法です。ただし、温まると下肢静脈瘤そのものは一時的に目立つこともあります。

足のむくみをとるための入浴法

「温まること」「水圧がかかること」、2つの効果で足にたまった血液が心臓に戻りやすくなります。

温度はぬるめ

熱すぎる湯は刺激が強すぎ、末梢の血管が収縮し、血液の循環がかえって悪くなるおそれがある

湯量は少なめ

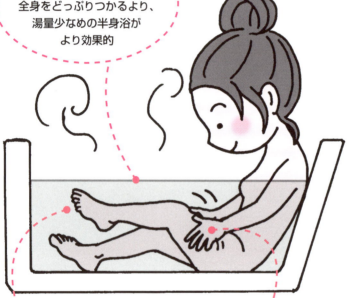

水圧効果を利用するには、全身をどっぷりつかるより、湯量少なめの半身浴がより効果的

足は伸ばすか、少し上に

ひざは立てず、なるべくまっすぐな状態でつかるようにすると、足にたまった血液の流れが改善しやすい

マッサージをしながらゆっくり入ろう

マッサージの手順（→92ページ）にしたがって、湯につかっている間、足全体をやさしくさすればさらに効果的

老廃物を洗い流せば不快な症状もやわらぐ

　一日の疲れをいやすのに、入浴は心地よい習慣です。ぬるめの湯にゆっくりつかっていると、筋肉の緊張がゆるみ、末梢の血管が広がって全身の血行が改善されます。不快な症状をまねく原因になっている老廃物を足にためないようにするために、血行をよくすることは大切です。

　静脈瘤があると、入浴後、血管が一時的に目立つこともあります。しかし、だからといって「入浴しないほうがよい」ということはありません。入浴中にマッサージをする、入浴後には足を高くして休んだり、体操をしたりすることなどを心がければ問題ありません。

　静脈瘤の治療後なら、血管のふくらみが気になることもなくなります。ゆっくり風呂につかり、血液の循環を改善させましょう。

入浴後は足をあげてゆっくり休む

　静脈瘤がある場合、温熱効果で血管が拡張することで、かえって悪化したように思うことも。しかし、この変化は一時的なもので、病状そのものを悪化させるおそれはありません。

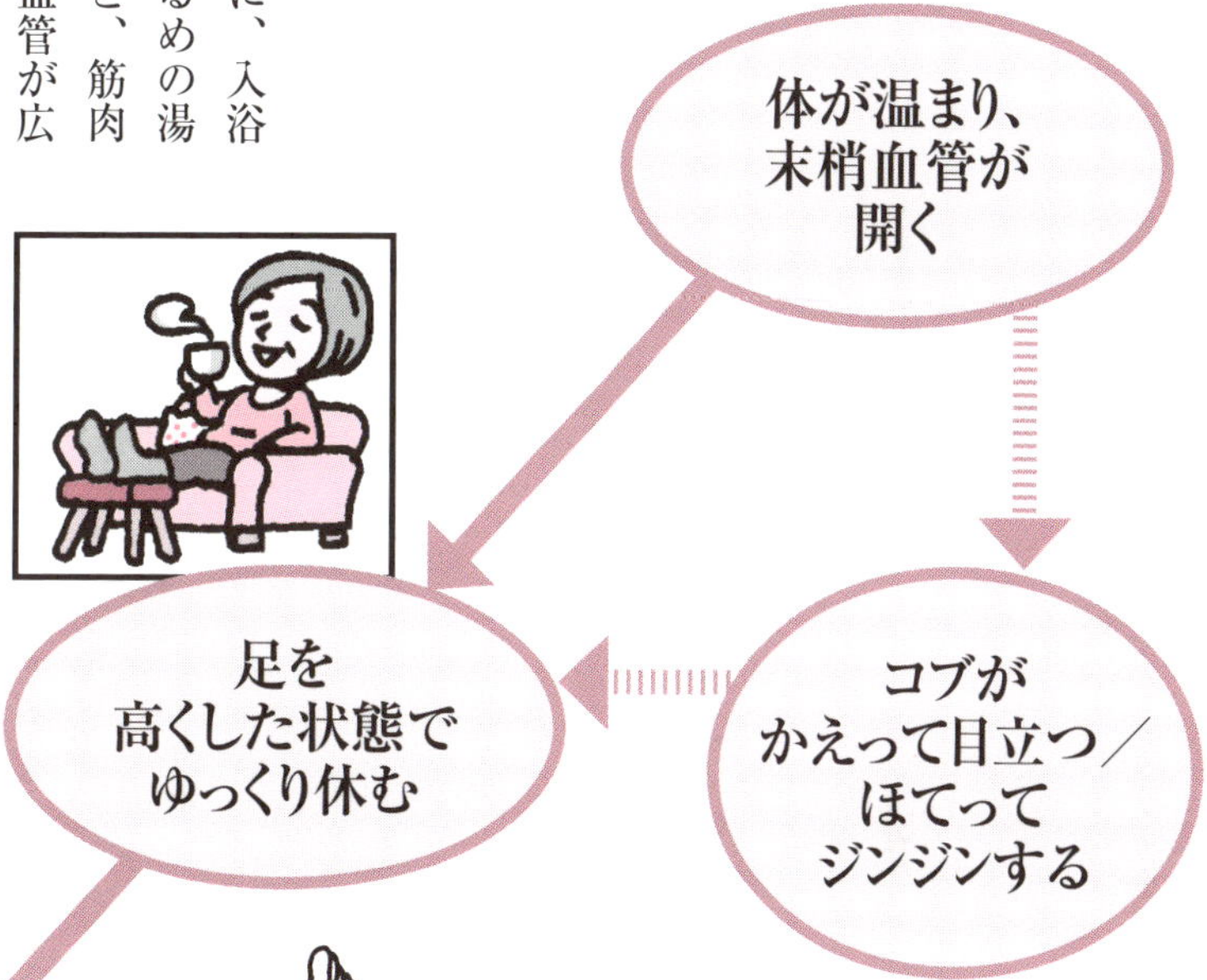

体が温まり、末梢血管が開く
コブがかえって目立つ／ほてってジンジンする
足を高くした状態でゆっくり休む

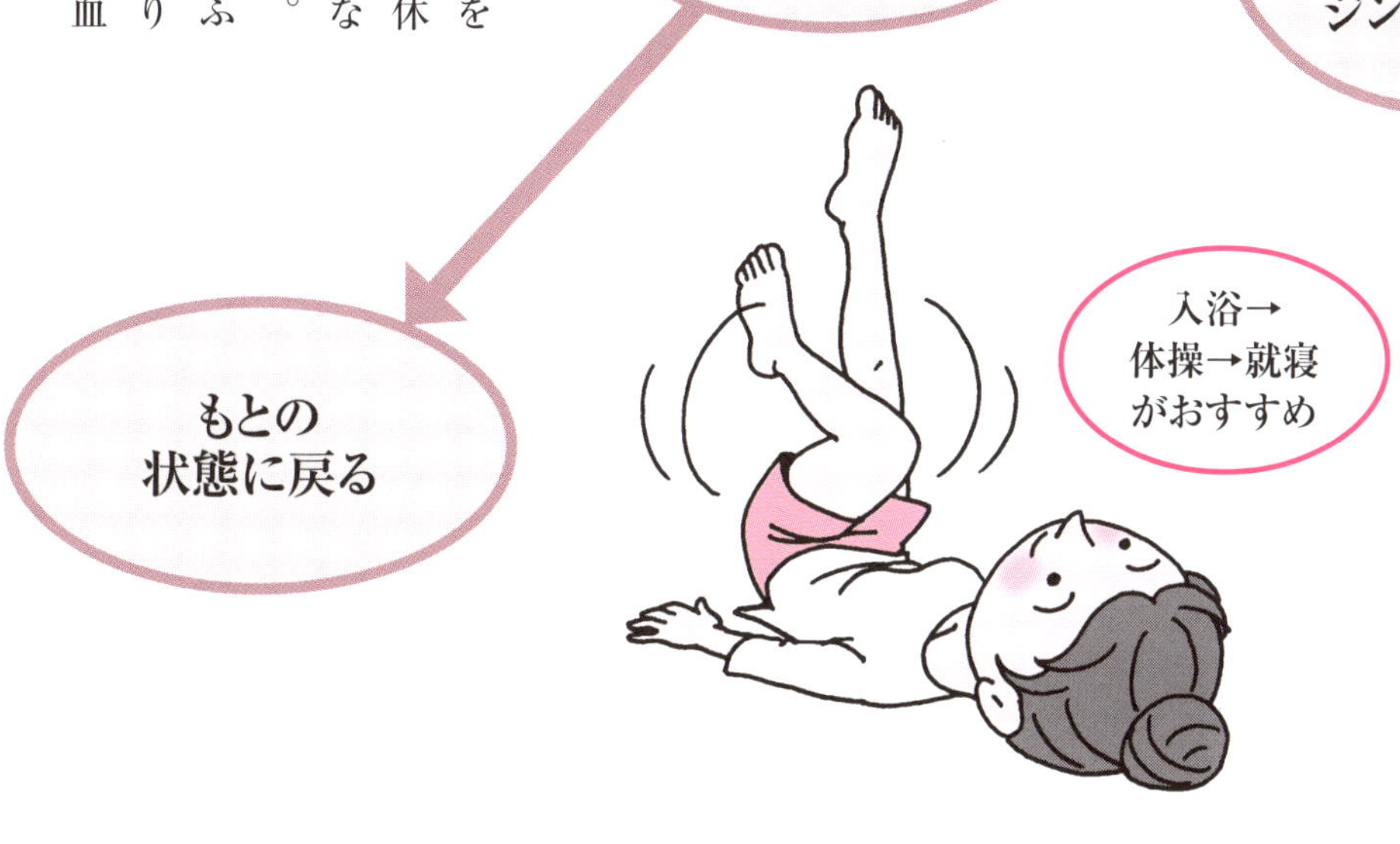

もとの状態に戻る
入浴→体操→就寝がおすすめ

食生活

減塩、減量、便秘解消でむくみスッキリ

「食べるだけで静脈瘤が起こりにくくなる」などといった魔法のような食事はありません。しかし、食生活の改善は、長い目でみれば症状の改善につながります。

「よい食生活」への取り組みは大切

血行の悪さは、還流障害（→72ページ）を強めてしまうこともあります。

血行を悪化させる直接的な要因は、運動不足や冷え、長時間、同じ姿勢でいることなど、いろいろありますが、毎日の食事も、間接的な影響を及ぼす可能性があります。

食生活がかかわる悪化のリスク

下肢静脈瘤の発症・悪化をまねきやすくするリスクのなかには、食生活と密接に関連するものもあります。

肥満

下肢静脈瘤の発生リスクのひとつ（→67ページ）。体が消費するエネルギー量以上に、食べたり飲んだりしている状態が続けば、太っていくのは当然！

便秘

便秘が続いていると、硬くなった便を排出しようとするときなどに強い腹圧がかかり、静脈瘤の悪化をまねくといわれている

高血圧

高血圧は「動脈にかかる圧力が高い」ということ。静脈圧とは関係しないため、静脈瘤の発生リスクとはいえないが、むくみなどの症状を悪化させる要因になる

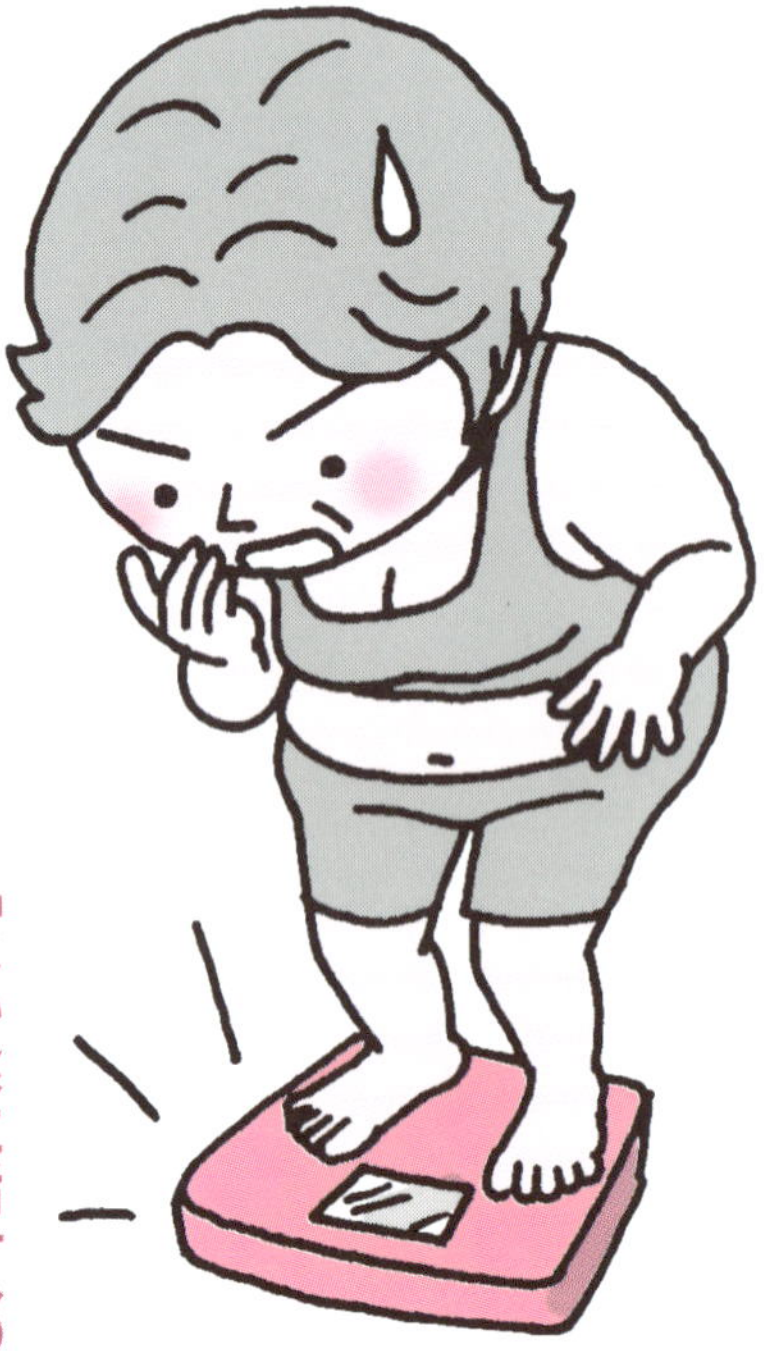

毎日の体重チェックで、食べすぎ・飲みすぎはこまめに調整していこう

改善のポイント

むくみなどの症状に悩んでいる人は、自分の食生活を見直してみましょう。減塩、減量、便秘解消をはかることで、症状がやわらぐことも期待できます。

野菜をたっぷり

便通を整えるのに欠かせない食物繊維や、ポリフェノール類を十分にとることができます。

ポリフェノールとは？
植物に含まれる色素や苦み、渋みの成分。血流を促す働きをもつといわれる

塩分控えめ

塩分のとりすぎは、高血圧やむくみのもと。減塩を心がけましょう。

- 塩分の多い食品は控える（カップめん、梅干し、たらこなどの塩蔵品）
- しょうゆ、ソースをかけすぎない
- 香辛料や酸味を上手に利用する

「ちょっとだけ」減らす

体脂肪1kg を燃焼させるエネルギー量は約 7000kcal*。毎日 100kcal 分だけ、食べる量を減らせば２ヵ月間程度で 1kg の減量が可能です。

*脂肪1gのエネルギー量は9kcal。体脂肪の2割ほどは水分であるため、体脂肪1gのエネルギー量は約7kcalとなる

▼100kcalに相当するのは……

ごはん 約60g
ごはん茶碗半分くらい

ビスケット 約20g
3～4枚

ビール 約250mL
ロング缶半分

＋

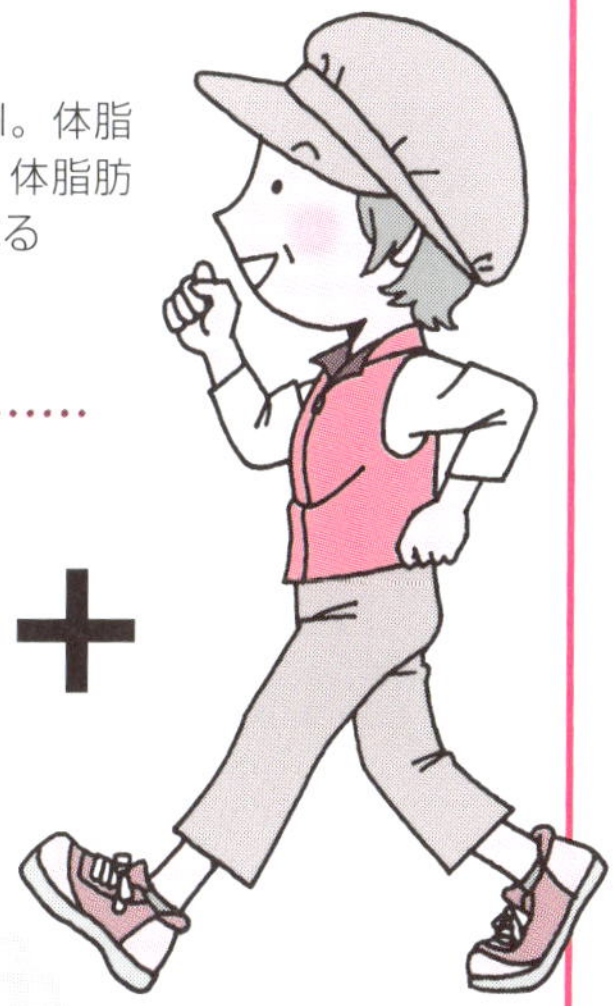

速足で30分程度歩けば100kcal 分消費できる。食生活改善とあわせればさらに効果的

食生活の改善は、全身をよい状態に保つために欠かせない取り組みのひとつです。不快な症状をやわらげるためにも、気になる点があれば改善していくことが大切です。

サプリメントを使ったほうがよい？

静脈瘤そのものを予防・改善するための成分は、とくにありません。あえてサプリメントを使う必要はないでしょう。

足のむくみや静脈還流障害の改善効果をうたった「アンチスタックス®」という市販薬は、ポリフェノール類を多く含む赤ブドウの葉の抽出液を使用したもの。こちらはサプリメントとしての扱いではなく、薬局で薬剤師の指導を受けて購入するタイプの「要指導医薬品」です。

ただし「薬」といっても「これをとればたちまち改善する」というものではないので、過度な期待は禁物です。

COLUMN

たっぷり睡眠をとることも足にやさしい習慣

十分な睡眠は不快な症状を軽くする

横になって寝ている間は、足の血液が心臓に戻る流れは比較的スムーズです。

毎日しっかり睡眠時間を確保して寝不足にならないようにすることは、健康を保つ基本であるだけでなく、足の不快な症状を解消するためにも効果的です。

寝苦しさを感じない程度に足を高くしてみる

就寝中、足先が少し高い状態になるようにしておけば、血液の戻りやすさはさらにアップします。

ただし、足を高くしすぎると、寝苦しくて眠りが妨げられてしまうおそれもあります。自分が心地よく眠れる程度の高さがどれくらいか、いろいろ試しながら調整していきましょう。

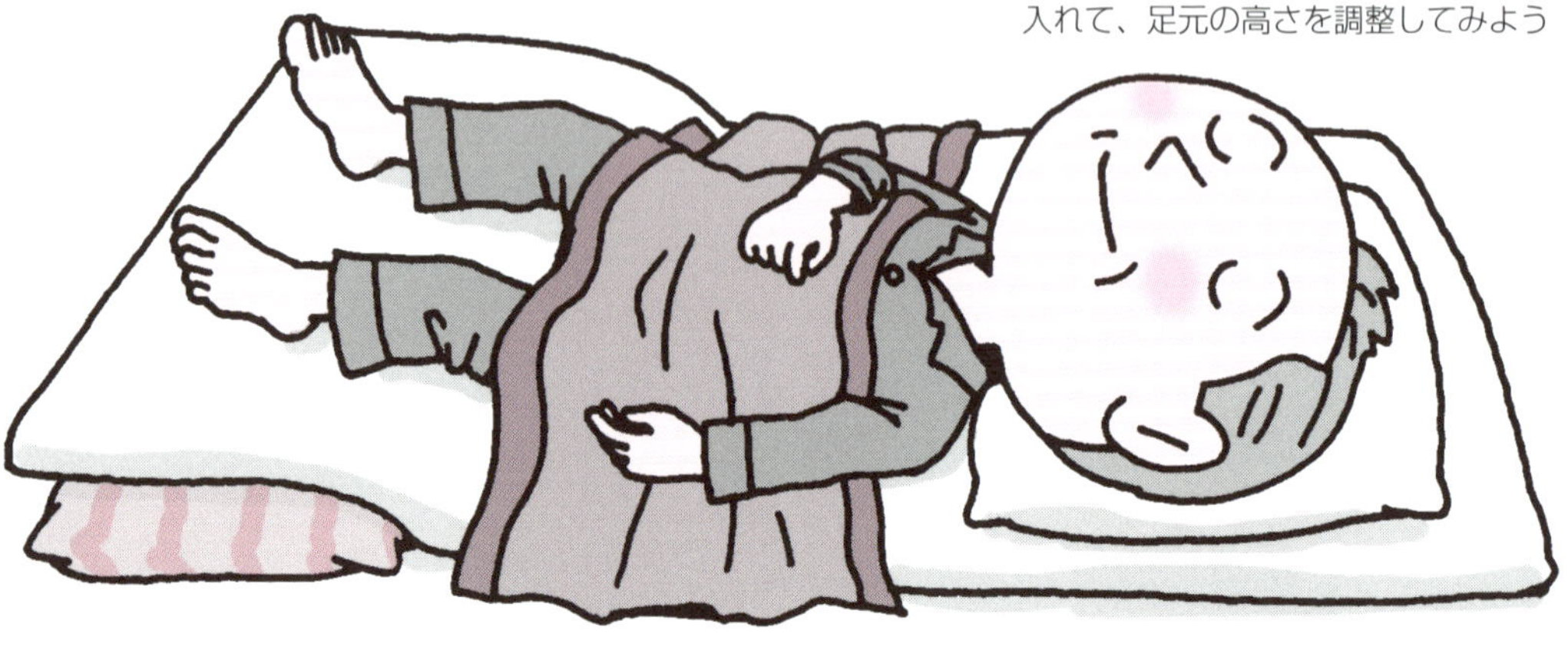

敷布団の下に薄いクッションや、薄い布団を入れて、足元の高さを調整してみよう

健康ライブラリー イラスト版

下《か》肢《し》静《じょう》脈《みゃく》瘤《りゅう》

最《さい》新《しん》の日《ひ》帰《がえ》り治《ち》療《りょう》できれいな足《あし》を取《と》り戻《もど》す

2017年5月10日 第1刷発行
2023年6月 2 日 第2刷発行

監 修 広川雅之（ひろかわ・まさゆき）
発行者 鈴木章一
発行所 株式会社講談社
東京都文京区音羽二丁目12-21
郵便番号 112-8001
電話番号 編集 03-5395-3560
販売 03-5395-4415
業務 03-5395-3615
印刷所 凸版印刷株式会社
製本所 株式会社若林製本工場
N.D.C. 493 98p 21cm

KODANSHA

ISBN978-4-06-259812-5

■監修者プロフィール

広川 雅之（ひろかわ・まさゆき）

1962年、神奈川県生まれ。87年、高知医科大学卒業。同年、同大第二外科入局。93年、ジョーンズホプキンス大学医学部。2003年、東京医科歯科大学血管外科助手。05年、東京医科歯科大学血管外科講師。同年、お茶の水血管外科クリニック院長。内視鏡的筋膜下穿通枝切離術（99年）、日帰りストリッピング手術（00年）、血管内レーザー治療（02年）など、下肢静脈瘤の新しい治療法の研究・開発をおこなっている。医学博士、外科専門医、脈管専門医、日本静脈学会評議員、日本脈管学会評議員、日本血管外科学会評議員、関東甲信越 Venous Forum 会長。著書に『下肢静脈瘤は自分で治せる』（マキノ出版）、『これでわかった下肢静脈瘤診療』（日本医事新報社）などがある。
お茶の水血管外科クリニックのホームページ
http://www.kekkangeka.com/

■参考資料

広川雅之著『下肢静脈瘤は自分で治せる』（マキノ出版）

広川雅之著『これでわかった下肢静脈瘤診療』（日本医事新報社）

岩井武尚著『こうして治す下肢静脈瘤』（保健同人社）

お茶の水血管外科クリニックのホームページ
http://www.kekkangeka.com/

●編集協力 オフィス201 柳井亜紀
●カバーデザイン 松本 桂
●カバーイラスト 長谷川貴子
●本文デザイン 勝木デザイン
●本文イラスト 秋田綾子 千田和幸

講談社　健康ライブラリー　イラスト版

狭心症・心筋梗塞
発作を防いで命を守る

国家公務員共済組合連合会立川病院院長
三田村秀雄　監修

もしものときに備えて自分でできる対処法。発作を防ぐ暮らし方と最新治療を徹底解説！

ISBN978-4-06-259817-0

不整脈・心房細動がわかる本
脈の乱れが気になる人へ

東京慈恵会医科大学循環器内科教授
山根禎一　監修

不整脈には、治療の必要がないものと、放っておくと脳梗塞や心不全になるものがある。不整脈の治し方とつき合い方を徹底解説。

ISBN978-4-06-512942-5

糖尿病は先読みで防ぐ・治す
ドミノでわかる糖尿病の将来

慶應義塾大学医学部腎臓内分泌代謝内科教授
伊藤　裕　監修

糖尿病はドミノ倒しのように病気を起こす。タイプで違う合併症の現れ方と対処法を徹底解説！

ISBN978-4-06-259816-3

脳卒中の再発を防ぐ本

杏林大学医学部教授・脳卒中センター長
平野照之　監修

発症後1年間は、とくに再発の危険が高い。"2度目"を起こさないための治療や生活の注意点を徹底解説。

ISBN978-4-06-516835-6

心臓弁膜症
よりよい選択をするための完全ガイド

国際医療福祉大学三田病院心臓外科特任教授
加瀬川　均　監修

放置すれば心房細動や心不全のおそれも。病気のしくみから最新治療法まで徹底解説！

ISBN978-4-06-523502-7

まだ間に合う！　今すぐ始める認知症予防
軽度認知障害（MCI）でくい止める本

東京医科歯科大学特任教授／メモリークリニックお茶の水院長
朝田　隆　監修

脳を刺激する最強の予防法「筋トレ」&「デュアルタスク」。記憶力、注意力に不安を感じたら今すぐ対策開始！

ISBN978-4-06-259788-3

嚥下障害のことがよくわかる本
食べる力を取り戻す

浜松市リハビリテーション病院　病院長
藤島一郎　監修

家庭でもできる訓練法、口腔ケア、安全な食べ方・調理法など、誤嚥を防ぎ、食べる力を取り戻すリハビリ術を徹底解説。

ISBN978-4-06-259786-9

腎臓病のことがよくわかる本

群馬大学大学院医学系研究科医療の質・安全学講座教授
小松康宏　監修

腎臓は知らないうちに弱っていく！　生活習慣の改善から薬物療法の進め方、透析の実際まで徹底解説。

ISBN978-4-06-259806-4